全国中医药行业高等教育"十三五"创新教材

医学类专业课程思政教学案例集

主 编 李俊伟 张翼宙

中国中医药出版社
·北 京·

图书在版编目（CIP）数据

医学类专业课程思政教学案例集 / 李俊伟，张翼宙主编 . —北京：中国中医药出版社，2020.1（2021.12 重印）

全国中医药行业高等教育"十三五"创新教材

ISBN 978-7-5132-5862-3

Ⅰ . ①医… Ⅱ . ①李… ②张… Ⅲ . ①思想政治教育—教案（教育）—高等学校 Ⅳ . ① G641

中国版本图书馆 CIP 数据核字（2019）第 247510 号

中国中医药出版社出版

北京经济技术开发区科创十三街 31 号院二区 8 号楼

邮政编码　100176

传真　010-64405721

三河市同力彩印有限公司印刷

各地新华书店经销

开本 787×1092　1/16　印张 10.5　字数 232 千字

2020 年 1 月第 1 版　2021 年 12 月第 3 次印刷

书号　ISBN 978-7-5132-5862-3

定价　35.00 元

网址　www.cptcm.com

服 务 热 线　010-64405510

购 书 热 线　010-89535836

维 权 打 假　010-64405753

微信服务号　zgzyycbs

微商城网址　https://kdt.im/LIdUGr

官 方 微 博　http://e.weibo.com/cptcm

天猫旗舰店网址　https://zgzyycbs.tmall.com

全国中医药行业高等教育"十三五"创新教材

《医学类专业课程思政教学案例集》编委会

编写说明

为深入学习贯彻习近平新时代中国特色社会主义思想和党的十九大精神，积极响应教育部和浙江省教育厅加强"课程思政"建设的倡导，持续深入推进专业教育与思想政治教育紧密结合，抓规范、设专项、强培训教育教学等各方面多措并举，全面实施"课程思政"教育教学改革，切实推动"思政课程"向"课程思政"转变，将思想政治工作贯穿于教育教学全过程，浙江中医药大学组织编写了这本《医学专业课程思政教学案例集》。

一、本教材特点

第一，本教材以十八大提出的社会主义核心价值观为纲领，以习近平总书记在全国高校思想政治工作会议上的重要讲话中强调的"引导广大师生做社会主义核心价值观的坚定信仰者、积极传播者、模范执行者"为指导，把社会主义核心价值观教育融入医学专业课堂教学全过程。

第二，从案例导入教学。尝试将社会主义核心价值观的第三层次，即公民基本素质——爱国、敬业、诚信、友善作为切入点，各纳入若干案例，与医学生的职业道德、医学人文有机结合，以增强教学的应用性。

第三，案例选编力求"真、精、教、新"。在典型性上，精选最具有代表性的案例；在真实性上，客观陈述事实、过程及影响；在贴近性上，配合教材，贴近浙江本省实际，贴近高水平医药人才的培养需求；在时代性上，选用最具有现实感的最新案例；在教育性上，寓思想性于案例之中。

二、本教材主要内容

本教材将社会主义核心价值观的第三层次与本专业人才培养方案中的育人内容，充分整合、凝练，规划了四部分内容。"爱国"部分共纳入案例13则，主要反映悬壶济世国之大医、心系民众国之良策、医学历史灿烂文明、中医学创新发展等内容;"敬业"部分共纳入案例34则,主要反映热爱医学敬畏生命、博极医源精勤不倦、救死扶伤医德高尚、科学求真执着追求、矢志不渝献身医学等内容;"诚信"部分共纳入案例8则,主要反映大医精诚弘德善医、依法行医廉洁纯良、始终恪守行业自律、良医品德利他主义等内容;"友善"部分共纳入案例8则,主要反映医者之心仁恕博爱、医乃仁术聪明达理、见彼苦恼若己有之、健康所系性命相托等内容。

从适用对象看,本教材主要供医学类专业师生阅读参考使用。

由于将思想政治工作贯穿于医药学专业教育教学的实践还处在探索和提高阶段,本教材作为这方面的尝试,难免有不当或者谬误之处,敬请读者提出宝贵意见,以便今后修订完善。

《医学类专业课程思政教学案例集》编委会

2019 年 11 月

目 录

第一章 导论 ·· 1

第二章 爱国 ·· 3

1. 针灸铜人——中医药文化走向世界的见证 ························· 5

2. 美国针灸热的起源与一篇小小的报道 ····························· 7

3. "科学公仆"——汤飞凡 ·· 9

4. 我国儿少卫生事业奠基人——叶恭绍 ····························· 11

5. 我国助产教育的开拓者——杨崇瑞 ································ 14

6. 中国参与人类基因组计划 ·· 16

7. 中国药理学研究创始人——陈克恢 ································ 18

8. 青蒿素：中医药给世界的礼物——屠呦呦 ···················· 21

9. 来自全科医生的人文关怀——爱德华·特鲁多 ··············· 24

10.《金匮要略》研究第一人——国医大师何任 ················· 26

11. 中国防疫事业奠基者——伍连德 ································· 29

12. 环保事业的先行者——蕾切尔·卡逊 ·························· 32

13. 医圣——张仲景 ··· 34

第三章 敬业 ·· 37

1. 中药静脉乳剂首创者——李大鹏 ································· 39

2. 中医外科的鼻祖——华佗 ·· 41

3. 扁鹊治病的故事 ··· 43

4. 儿科大家——钱乙 ··· 45

5. 第一部中医妇科专著《妇人大全良方》 ························ 47

6. 前赴后继——外科无菌术发展史 ································· 49

7. 精神分析创始人——西格蒙德·弗洛伊德 ···················· 52

8. 从砒霜到"三氧化二砷"的历程 ································· 55

9. 输血疗法的开拓者 ··· 57

10. 霍乱弧菌"逗号"的发现——罗伯特·科赫 ··············· 59

11. 全髋关节置换术之父——约翰·查恩雷 ……………………………………………… 61

12. 牛痘疫苗之父——爱德华·琴纳 ………………………………………………………… 64

13. 川崎病发现者——川崎富作 ……………………………………………………………… 66

14. 耳石症手法复位发明者——约翰·艾普利 …………………………………………… 68

15. "品茶实验"与统计学的产生——罗纳德·艾尔默·费希尔 ………………… 71

16. 烟雾的元凶——臭氧的发现 …………………………………………………………… 74

17. 宫颈癌疫苗之父——周健 ……………………………………………………………… 76

18. 沥青滴漏实验 ……………………………………………………………………………… 79

19. 张益唐与《素数间的有界距离》 …………………………………………………… 81

20. 美国莫尼卡·朗尼护士的乳腺癌误诊 ……………………………………………… 83

21. 幽门螺杆菌的首次发现 ………………………………………………………………… 85

22. T 分布和统计界的扫地僧——威廉·戈塞 ………………………………………… 87

23. 血型发现者——卡尔·兰德斯坦纳 ………………………………………………… 89

24. 胰岛素的传奇——班廷 ………………………………………………………………… 91

25. "世号仙翁，方传肘后"——葛洪 …………………………………………………… 94

26. "靳三针"的创制者——靳瑞 ………………………………………………………… 97

27. 《针灸大成》——杨继洲 ……………………………………………………………… 100

28. 中国近代医学第一人——张锡纯 …………………………………………………… 103

29. 青霉素的发明者——亚历山大·弗莱明 ………………………………………… 105

30. 杆菌之父——罗伯特·科赫 ………………………………………………………… 108

31. 提灯女神——弗罗伦斯·南丁格尔 ………………………………………………… 110

32. "反应停"带给我们的启示 ………………………………………………………… 114

33. 巢元方与《诸病源候论》 …………………………………………………………… 116

34. 温病学派的奠基人物——叶天士 …………………………………………………… 118

第四章　诚信 …………………………………………………………………………………… 121

1. 中医"杏林"之美誉 …………………………………………………………………… 123

2. 富有革新精神的中医学家——王清任 …………………………………………… 125

3. 龙胆泻肝丸毒性事件调查 …………………………………………………………… 127

4. 阑尾切除手术发展史 ………………………………………………………………… 129

5. 为"乞丐"一家治病的医生——叶天士 ………………………………………… 131

6. 长春长生疫苗事件回顾与启示 …………………………………………………… 133

7. 胶囊里的秘密 ………………………………………………………………………… 135

8. 百年老店"江南药王"——胡庆余堂 …………………………………………… 137

第五章　友善 ··· 139

1. "万婴之母"——林巧稚 ································· 141

2. 医家美誉"橘井泉香"的典故 ················· 143

3. 为"女佣"治病——朱丹溪 ··················· 145

4. 中国获"拉斯克奖"第一人——马海德 ········· 147

5. 戒毒路上的"随身听"——韩氏电针仪 ········· 149

6. 抗击埃博拉的女将军——陈薇 ················· 152

7. "最美医生"——周南 ························· 154

8. A 型血还是 B 型血 ··························· 156

第一章 导 论 ▷▷▷▷

——把"盐"溶在"汤"里

2012 年 12 月，中国共产党第十八次全国代表大会在北京召开，习近平总书记提出三个倡导的社会主义核心价值观，从公民层面倡导爱国、敬业、诚信、友善。2016 年，习近平总书记在全国高校思想政治工作会议上发表了重要讲话，强调要坚持不懈培育和弘扬社会主义核心价值观，引导广大师生做社会主义核心价值观的坚定信仰者、积极传播者、模范执行者。高校肩负着培养中国特色社会主义事业建设者和接班人的重大任务，要坚持立德树人，把社会主义核心价值观教育融入人才培养全过程。

　　本教材尝试通过"课程思政"这把金钥匙，把思政教育的"盐"溶入专业课程的"汤"里，引入经典案例讲解，让专业课上出"思政味"。将社会主义核心价值观的爱国、敬业、诚信、友善，与医学生的职业道德、医学人文精神进行有机融合，再根据以上四个方面的内容，进行案例汇编，让教师在课程教学中实施思政教育与专业教育双轨并行。

　　实践层面的真正"融入"，强调每位教师在相应专业的理论传授与实验实践等各个环节之中，将经典案例有机融入专业教育，既充分体现"爱国、敬业、诚信、友善"等思政价值导向，又不凸显生硬的痕迹。与此同时，为了追求课程专业教学与思政价值导入具有更高的契合度，既需要教师密切关注学生在学习思政案例后的反馈，又需要教师发挥创新性思维，不断完善，共同提高，最终使社会主义核心价值导向无缝融入专业教学之中。

第二章 爱 国 ▷▷▷▷

　　爱国是民族精神的核心内容，著名思想家别林斯基说过："谁不属于自己的祖国，那么他也不属于人类。"爱国是人类共有的情感，在中国，爱国对于中华民族有着特别重要的意义。爱国主义是中华民族灿烂成就的创造源泉，是对祖国深厚感情下产生的报效祖国的强烈愿望。回望中华文明五千年的悠久历史，汉代造纸术、勾股定理、张衡地动仪的发明，赵州桥的修建，《唐本草》的编修等，这些辉煌的成就均是在济世救民的责任驱使下的创造，无一不是源自对祖国的深厚热爱。爱国主义是中华民族永不枯竭的精神源泉，是每一个中国人自尊、自信、自立、自强的内心依托。

1. 针灸铜人——中医药文化走向世界的见证

名言

医以济世，术贵乎精。

——清·吴尚先

案例

宋代以前，针灸理论的教具是《明堂图》，一般画有人体的正反两面，在人体的某些部位标注上圈圈点点来表示针灸穴位。但是，没有立体、直观的形象作为参考，仅仅依靠书本和图谱来学习针灸穴位，学生学习和掌握起来有一定难度，并且容易产生错误。为了更直观地观察人体周身的腧穴分布及经脉归属等，宋代的王惟一发明并制造了针灸铜人，可以说这是一项划时代的创新。"针灸铜人"简称"铜人"，是指刻有穴名的人体铜像，是形象直观的人体针灸穴位模型。铜人以当时男子身高为标准，外壳可以拆卸，胸腹腔也能够打开，可以看到腹腔内的五脏六腑，其身体表面刻画着人体十四条经络的循行路线，并按宋代针灸的国家标准将全部354个腧穴详细标注。

在宋代的针灸教育中，针灸铜人既是老师讲授"人体腧穴"课的直观教具，又是学生测试"腧穴定位"的标准答案。考试时，在铜人体表涂蜡，一方面遮盖上面刻写的穴位及经络，另一方面堵住代表穴位的针孔。在铜人体内注入液体后，操作者取穴进针，如果取穴准确则液体流出，如果取穴不准确则针不能进入，自然也无液体流出。学生对于穴位掌握是否准确，由此可以非常明显地考查出来，而且标准统一。针灸铜人不仅在宋代的针灸教学中起到了关键的作用，在今天的针灸教学中，仍发挥着不可替代的作用。

随着中医药文化的广泛传播，针灸对于各种常见病及疑难杂症的治疗作用也越来越受到世人的瞩目。如罗马尼亚和日本学者分别发现针刺糖尿病患者的三阴交、中脘、足三里、曲池等穴位，可使糖负荷时的胰岛素增加分泌，是治疗糖尿病及其并发症的有效穴位。又如周围性面瘫是一种急性非化脓性感染面神经所致的面肌瘫痪，可由病毒、过敏或自身免疫等原因引起，西医学对其目前还没有有效的治疗方案，而针灸却可通过对面神经的良性刺激，改善病损部位的血液循环，消除炎症水肿，调节组织的营养代谢，促进水肿的渗出与吸收，减轻面神经的损伤。与西药相比，在一些疾病的治疗上，针灸优势明显，其具有的高效、安全、经济、无创、可双向调节等特点，被越来越多的国家认可和推荐使用。目前已有103个世界卫生组织会员国认可并允许使用针灸，其中澳大利亚、匈牙利等 29 个国家和地区为此设立了法律法规，保障了针灸作为临床治疗手段的合法地位。此外，新西兰、瑞士等 18 个国家和地区还将针灸纳入本国医疗保险体系。

2017 年 1 月 18 日，国家主席习近平在访问世界卫生组织期间，出席赠送中医针灸铜人雕塑仪式，此举为全球健康送上了中华文化的智慧。习近平主席在致辞中指出："要继承好、发展好、利用好传统医学，用开放包容的心态促进传统医学和现代医学更好融合。中国期待世界卫生组织为推动传统医学振兴发展发挥更大作用，为促进人类健康、改善全球卫生治理做出更大贡献，实现人人享有健康的美好愿景。"我们有义务把中国文化特别是中医药文化带到海外，让全世界人们认识中医药、了解中医药、接受中医药，充分发挥中医药在治未病中的主导作用、在重大疾病治疗中的协同作用、在康复中的核心作用，让全世界人们享受到中医药所带来的健康保障，最大限度地发挥中医药的优势，造福全人类。

延伸

本案例为大家介绍了针灸铜人的历史以及习主席将针灸铜人带出国门的故事。这是一件让国人引以为自豪的大事件，可以激发中医人深深的爱国情怀。正如习主席所说："我们要继承好、发展好、利用好传统医学，用开放包容的心态促进传统医学和现代医学更好融合。"我们期待与世界卫生组织一道，为推动传统医学的振兴发展发挥更大作用，为全球卫生质量提供"中国处方"，实现人人享有健康的美好愿景。

从这个案例中，我们也看到了中国人的友善品质。这个故事告诉我们，针灸的疗效是肯定的，针灸的未来是光明的。针灸凝聚了我国古人伟大智慧，值得进一步研究和挖掘，其发扬光大与传播需要我们一代一代人的努力。为了更好地继承针灸、发展针灸，我们除了要不断增强民族自信、文化自信以外，还需要怀着中国人最大的友善和诚意，将传统针灸与现代医学接轨，将针灸带给全世界，造福全人类。

（韩德雄）

2. 美国针灸热的起源与一篇小小的报道

名言

知针知药，固是良医。

——唐·孙思邈

案例

1971年7月26日，美国各大报纸都以显著的位置报道了阿波罗15号宇宙飞船将于当天发射的消息。美国影响力最大的《纽约时报》也不例外，在当天的头版显著位置报道了阿波罗15号即将升空的新闻和照片。可以想象，在没有网络媒介的时代，这份报纸在当天一定是炙手可热。不知是特意还是巧合，《纽约时报》的编辑在重点报道阿波罗升空的同时，还在7月26日头版的角落安排了另一则并不十分醒目的报道，题目为"现在让我告诉你们我在北京的手术"（Now, About My Operation in Peking）。《纽约时报》的头版只登了一小段正文，文章主要部分登在第六版上，并配有作者访问北京一家中医院针灸治疗室的照片。一时间，这位美国记者成了"自罗斯福总统患病以来，最受美国公众关注的病人"。

这位记者就是62岁的资深记者詹姆斯·莱斯顿（James Reston）。1971年7月8日，詹姆斯携夫人经香港抵达深圳，他向中方提出了马上访问北京的请求。与此同时，美国总统尼克松的国家安全事务助理亨利·基辛格即将秘密访华。为了不让基辛格此行曝光，中方特意拖延詹姆斯前往北京的行程。直到7月16日中美双方同时发表《公告》，向世界公布基辛格的秘密访华，詹姆斯为错过这一历史性新闻而懊悔不已。当天下午他突觉腹痛难忍，最后被诊断为急性阑尾炎，不得不住进北京反帝医院（今北京协和医院）并接受阑尾切除术。手术非常成功，但术后詹姆斯感到腹胀不适，随后接受了针灸治疗。躺在病床上的詹姆斯感觉"没有什么可写的"，就写了一篇有关自己患病和手术的纪实报道，以回应美国民众的关心和对中国的好奇。稿件发表在第二天的《纽约时报》上。就是这篇看似"无心之举"的文章，却意外引起了美国公众对中国针灸的极大兴趣。

原文是这样的：术后第二天晚上，我的腹部有种似痛非痛很难受的感觉。该院的针灸医生李占元在征得我的同意后，用一种细长的针在我的右外肘和双膝下扎了三针，同时用手捻针来刺激我的胃肠蠕动以减少腹压和胃胀气。针刺使我的肢体产生阵阵酸痛，但至少分散了我的腹部不适的感觉。同时李医生还把两支燃烧着的像廉价雪茄似的草药艾卷放在我的腹部上方熏烤，并不时地捻转一下我身上的针。这一切不过用了20分钟，当时我还在想：用这种方法治疗腹胀是不是有点太复杂了，但是不到一个小时，我的腹胀感觉明显减轻，而且以后再也没有复发。

这篇短短的报道让美国民众领略了针灸的神奇，激发了美国民众对针灸的热情，从而也间接促进了针灸在美国的合法化。自 1972 年针灸治疗在内华达州和加利福尼亚州合法化后。目前美国 50 个州和华盛顿特区全部立法承认针灸，准予办理执照或注册登记。部分地区的保险公司还将针灸纳入保险计划。1996 年美国 FDA（食品药品监督管理局）批准针灸作为治疗方法，虽然只属于补充或替代医学（CAM），但这是针灸在美国社会迈向主流医学的第一步。目前，美国大部分州都有中医学院，有些还开设了针灸学硕士、博士学位课程，学成考试合格者授予相应学位。2009 年 12 月 15 日，美国德州的奥斯汀东方医学院通过区域大学的审批，这是针灸教育进入美国主流教育的开端和里程碑。

《纽约时报》资深记者詹姆斯根据自身通过针灸治好术后腹胀的经历撰写了一篇随笔，无意中引爆了美国民众的针灸热。今天看来，这种偶然实则蕴藏着诸多必然。针灸之所以能在两三千年的历史长河中生生不息，正是因为其独特的疗效和神奇的魅力，这是针灸在国外盛行的真正内因，也是我们每个中国人引以为豪的民族文化的一部分。

延伸

本案例充分诠释了"民族的就是世界的"这句话的真谛，表达了深深的爱国之情。同时，本案例也让同学们明白，作为 21 世纪中医药事业的接班人，我们始终都应该怀有对本民族文化的敬重感和自豪感，以"立足国内，放眼世界"的心境，在专业学习过程中不断提高自己，完善自己，为中医药事业做出自己的一份贡献。

（陈晓军）

3. "科学公仆"——汤飞凡

名言

一个真正的爱国主义者，用不着等待什么特殊机会，他完全可以在自己的岗位上表现自己对祖国的热爱。

——苏步青

案例

汤飞凡（1897—1958），湖南醴陵人，中国科学院院士，世界著名微生物学家，中国第一代医学病毒学家，中国预防医学事业奠基人。在20世纪中期，这个名字曾经蜚声海内外。他在世界上首次分离出沙眼衣原体，将沙眼的发病率从95％骤然降至不到10％；他研发的乙醚杀菌法消灭了天花，在该领域让中国比其他国家提前了整整16年；他用两个月的时间研制出减毒疫苗遏制鼠疫；他生产了中国第一支青霉素、第一支狂犬疫苗、第一支白喉疫苗、第一支牛痘疫苗，还有世界第一支斑疹伤寒疫苗……他让世界对东方刮目相看，被誉为"东方巴斯德"、世界"衣原体之父"和中国的"疫苗之神"。英国著名学者李约瑟曾盛赞他是"国家杰出的科学公仆""预防医学领域的一名顽强的斗士"，并断言"在中国，他将永远不会被忘记"。

汤飞凡终生以医学病毒研究和国家人民需求为己任。1929年，他放弃美国哈佛大学优厚的条件，毅然决然回国，到正在创办的中央大学医学院（今复旦大学医学院）任教，当时的中央大学医学院只有8位老师和29名预科学生。汤飞凡把自己的显微镜捐了出来，又通过私人关系多方寻求支援，从零开始建设细菌学系。除了教学，他也没有忘记成为"东方巴斯德"的理想，利用简单的设备开始了研究工作。1930年起，汤飞凡关于流行性腮腺炎、脑膜炎、流感和致病性大肠菌肠炎等一系列论文的发表，开启了中国病毒学研究的先河。

1937年抗日战争爆发，在国家存亡之际，汤飞凡怀着为国捐躯的大爱精神，奔赴抗日救亡的战场。他报名参加"上海救护委员会"的医疗救护队，几度出生入死，冲在战场一线救治伤员。紧接着淞沪会战爆发，上海沦陷，秉着为国效力的情怀，汤飞凡放弃了跟随雷氏德研究所撤向英国的机会，接受时任卫生署长颜福庆的邀请，临危受命，在昆明白手起家重建中央防疫处。在科研条件极其困难的情况下，他带领团队研制出我国第一批青霉素，生产出大批疫苗、血清，有力地支援了抗日战争。1949年，汤飞凡再次选择留在祖国，在共产党的领导下建设新中国，负责筹建国家卫生部生物检定所，主持制定了我国第一部《生物制品制造及检定规程》。他推行乙醚杀菌处理法，使我国在 1960 年就消灭了天花，比发达国家提前 16 年。

1954 年，汤飞凡开始分离培养沙眼病原体的研究工作，他"以身试毒"命助手将沙眼病毒种入自己眼里，坚持 40 天不治疗，直至证实所分离培养沙眼病毒的致病性，堪称当代"神农"。此次实验收集到了可靠的临床资料，发现"沙眼衣原体"，彻底推翻了日本科学家野口英世的细菌病原说，解决了半个多世纪以来关于沙眼病原的争论。1970 年，国际上将沙眼病毒和其他几种介于病毒和细菌之间、对抗生素敏感的微生物命名为衣原体，汤飞凡被称为"衣原体之父"。汤飞凡的发现，帮助人们找到了沙眼的治疗药物和传播特性，有效控制了沙眼的传播和危害，到目前为止，世界上许多地区沙眼已经基本绝迹。

1980 年年初，国际沙眼防治组织（International Organization Against Trachoma）想向诺贝尔委员会推荐汤飞凡，但因汤飞凡已于 1958 年过世，为了表彰他在沙眼病原研究和鉴定中的杰出贡献，国际沙眼防治组织特别为汤飞凡颁发了金质奖章。英雄已逝，然而他的名字与精神却永存。

延伸

从汤飞凡先生一生为科学、为人类奉献的感人事迹中，我们看到了科学家的爱国情怀。汤飞凡幼年时家乡父老贫病交迫，因而立志悬壶济世，"振兴中国的医学"。在学业有所成之后，他不管条件如何艰苦，也从不计较待遇，毅然回国共图"祖国的医学教育大业"，在几次动荡的时候都坚定地留在国内，"和祖国人民共命运"。新中国建立伊始，为控制传染病的流行、维护人民的生命安全，汤飞凡担当重任，利用简陋设备生产疫苗、血清和青霉素，中国首株青霉素是汤飞凡从皮鞋上分离出来的。他带领研究所扩大疫苗生产并保障供应，制品产量"1951 年比 1949 年增加了 7 倍，1952 年又比 1951 年增加了 13 倍"，拯救了无数人的生命。诸如此类的事迹，无不充分体现汤飞凡以祖国利益为重的绝对忠诚，彰显出他勇往直前、胸怀天下、忠贞不渝的爱国情怀与大爱精神。

凭借着对祖国人民的热爱赤诚、对科学真理的追求探索，以汤飞凡为代表的一代中国科学家在那个没有高端仪器设备、巨额研究资金、因陋就简的年代里，艰苦奋斗，化难为简，挑战权威，超越自我，最终取得了世界一流的科研成果。中国的西医学界泰斗颜志渊老人这样评价汤飞凡："他爱国敬业，一生不平凡，为现代医学献身的精神，值得我们铭记。"

知识分子的爱国精神体现在浓厚的家国情怀上、高尚的道德品质上和无畏的责任担当上。"心有大我，至诚报国"，先进的知识分子一直走在一条为国家发展、人民幸福和民族复兴而殚精竭虑、奋斗不息的康庄大道上。我们之所以纪念汤飞凡这位伟大的科学家，不仅是因为他杰出的科研贡献，更是因为他无限忠诚的赤子情怀、挺身而出的担当精神、忠贞不渝的爱国精神。这种精神品格与他伟大的科研成就一样，是我们国家与民族的宝贵财富，值得铭记与传扬。

（葛立军）

4. 我国儿少卫生事业奠基人——叶恭绍

名言

医生应当对病人有同情心、对工作有责任心、对同志有团结心、对事业有进取心，争取做白求恩式的好医生。

——顾玉东

案例

叶恭绍，1908 年出生于江西九江，祖籍广东番禺，是我国著名的预防医学家、教育家和社会活动家。她创立了北京医科大学儿童青少年卫生研究所，并担任名誉所长。她是新中国儿少卫生学的主要奠基人之一。

叶恭绍曾先后就读于南开大学、燕京大学，1935 年从北京协和医学院毕业，并获得医学博士学位。当时著名的公共卫生学家本杰明·富兰克林有一句名言"一盎司的预防胜于一磅的治疗"，令她深受启发，因此毕业后毫不犹豫地选择了预防医学事业，来到协和医学院公共卫生科实习基地——北平市第一卫生事务所开展妇幼保健工作。当时中国儿童的营养不良状况较为普遍，挣扎在沦陷区的贫困劳动人民孩子的蛋白质摄入量更是严重不足。叶恭绍经反复研究，调制出一种"加料炒豆浆"用以代替牛奶，喂养缺奶婴儿，使孩子们的营养状况得到了极大的改善。

抗战胜利后，叶恭绍返回北平。为了更好地服务于平民百姓的预防保健工作，她创办了妇婴保健所，任所长，并设立了孕妇花柳病门诊。1947 年秋，叶恭绍赴美国考察访问儿童发育问题。1948 年秋，心系祖国、心向人民的叶恭绍，毅然在北平解放前夕回国。新中国成立以后，于 1950 年召开的第一次全国卫生工作会议确立了"面向工农兵""预防为主""团结中西医"的三大方针。为培养新中国的预防医学人才，叶恭绍接受了北京大学医学院的邀请，担任卫生系副主任，并兼任了妇幼卫生（后改为儿少卫生）教研组主任。她和同道们一起，为建设卫生系倾尽全力，使北京大学医学院的卫生系在 20 世纪 50 年代就得到了较快发展。1950 年招收了中国第一批公共卫生专业学生。紧接着，北京大学医学院开始为兄弟院校培养公共卫生学师资，成为全国预防医学教育发展的摇篮。叶恭绍也主编了全国医学院校试用教材《儿童少年卫生学》，在这本教材随后几版的编审和修订工作中，她也倾注了大量心血。

叶恭绍非常关心新中国儿童青少年一代的健康成长和国家儿少卫生事业的发展。在她的建议下，北京市于 1962 年成立了"北京市学校卫生研究组"，叶恭绍亲自担任组长，开展儿童青少年生长发育研究。1963 年，周恩来总理做出重要指示："要把青春期性卫生知识教给男、女青少年。"叶恭绍牢记周总理教导,在各种重要场合,只要一有机会,她就为开展青春期性教育的重要性和迫切性大声疾呼。她的努力,极大地促进了我国青春期健康教育的科研和实际工作。

1976年,为了祖国预防医学和公共卫生事业的发展,叶恭绍千方百计地通过各种途径向领导、向中央反映师资不足的情况,努力争取调回具有丰富预防医学教学经验的教师,最终促成了这些骨干教师能够较早地回校任教,终于又使北京大学医学院的预防医学教学和研究重新走上了正轨。

在党的十一届三中全会后,叶恭绍继续集中精力开拓我国的儿少健康事业,坚持不懈地宣传恢复儿少卫生工作的重要性。她的爱岗敬业精神深深鼓舞了广大儿少卫生、学校卫生工作者。她积极向有关部门建议,开展了对我国儿童青少年的体质与健康状况的全国性调研,并亲自担任该项调研的首席技术顾问。她不顾自己年迈的身体,北上新疆,南下云南少数民族地区,亲临第一线指导、检查调查工作,为这项多学科的综合调研做出了极大的贡献。这一调研工作从1979年开始,每5年进行一次,收集了我国大、中、小学生的体质与健康状况的大量数据。这样大规模的研究数据和研究结果举世罕见,其调查结果为指导和改善我国学生预防保健工作提供了重要的科学依据。

随着国家各项事业的蓬勃发展,叶恭绍更加努力地投身于她所热爱的儿少卫生工作。她多次出国访问,在学科发展上受到很多启发。她积极向领导和社会呼吁,提出了"关于建立儿童青少年卫生研究所"的建议,得到了当时国务院副总理万里同志的支持和批示。经国家科学技术委员会批准,在卫生部领导下,北京医科大学于1982年创建了我国第一个全国性的"儿童青少年卫生研究所",叶恭绍任名誉所长。这是她盼望已久的梦想,于是她又精神百倍地投入研究所的创建之中,亲手促成了研究所的成立和发展壮大。在她的积极扶植和培育下,研究所拓宽了儿少卫生学科领域,并培养了许多博士和硕士研究生。在她的精心设计下,研究所的学术梯队逐步形成和完善,新生力量不断发展壮大。

叶恭绍在医学教育战线上兢兢业业、一丝不苟,她对青年教师及研究生也严格要求,卫生系毕业生有3500余人,其中很多学生都听过叶恭绍生动的讲课,教学效果非常好。她的学生遍布天南海北,但始终不忘母校和老师的培养,叶恭绍经常能收到学生们写给她的信件。自20世纪80年代初期以来,叶恭绍还主编了多部有关儿少卫生的书籍,并撰写了近百篇论文及科普文章发表在各种学术刊物和科普读物上。

延伸

叶恭绍是一位学术成就突出的专家学者,还是一位积极投身国家建设的社会活动家。她一贯积极拥护中国共产党的各项方针政策,热爱祖国、热爱人民、热爱儿童青少年。新中国成立初期,国家百废待兴,她积极参与土地改革、抗美援朝、反细菌战等一系列政治活动。作为全国政协委员和北京市人大代表,她密切联系各界人民群众,征求群众意见,积极参政、议政,向政府部门提出多项有关文教卫生、残疾儿童、交通安全和环境保护等方面的建设性提案,为国家和北京市的建设做了大量有益的工作。她作为九三学社成员，积极响应中国共产党的爱国统一战线，发挥九三学社参政、议政、民主监督作用，为坚持和完善中国共产党领导的多党合作和政治协商制度做出了自己的贡献。

叶恭绍身上具有一种不怕困难、百折不挠的精神，在工作中遇到困难和挫折时从不气馁，只要对事业发展有利，她就会千方百计地去争取。正是这种对事业的执着精神，使她在预防医学及儿少卫生事业上取得了巨大的成绩。她从不懈怠，一心扑在事业上，即使在80岁高龄时，仍精神饱满地作为学科带头人活跃在儿少卫生事业的第一线。她工作计划性强，效率高，珍惜每一分钟，不知疲倦地工作。在她生命的晚期，因为完全丧失视觉功能而不能看书、写字和走路。就是在这样的状况下，她也不虚度光阴，以惊人的毅力和耐受力承受了疾病带给她的折磨。她请人读报，读唐诗，甚至读完台湾著名学者吴大猷专程赠她的数卷巨著。

（屠乐微）

5. 我国助产教育的开拓者——杨崇瑞

名言

> 夫医者，非仁爱，不可托也；非聪明理达，不可任也；非廉洁淳良，不可信也。是以古今用医，必选名姓之后。其德能仁恕博爱，其智能宣畅曲解……贯微达幽，不失细微，如是乃谓良医。

> ——晋·杨泉

案例

杨崇瑞，1891 年出生于北京通州的一个中农家庭，1917 年毕业于北京协和医学院，是中国近现代史上第一位医学女博士。她是中国近代妇幼卫生事业创始人，中国助产教育的开拓者。她创办了中国第一所现代化的助产学校，培养和造就了一支为民族的健康而奋斗的妇幼保健队伍。她以火热的事业心和强烈的责任感，勤奋耕耘 60 年，为我国的公共卫生、妇幼保健事业和助产人才的培养做出了杰出的贡献。

1922 年，杨崇瑞在协和医院妇产科工作，经常亲自到农村调查了解妇幼卫生状况。杨崇瑞致力于预防产褥热和新生儿破伤风工作，降低了我国孕产妇和婴儿死亡率。她利用临床工作以外的空余时间，在北京灯市口慈善工厂专为孕妇及其他女工进行产前检查和疾病诊疗，并在朝阳门外设立孕妇检查所，专门从事孕期检查及妇科治疗。

1925 年，杨崇瑞被选送到美国霍普金斯大学进修。访学经历让她视野大开，她渐渐认定公共卫生"是一条保障民族健康的捷径……对于样样落后、经济贫困的中国是最节约、最易生效的预防疾病、保障健康的方法"。两年后，杨崇瑞学成回国，在上海接受采访时表示，今后她要为祖国的妇幼卫生及助产教育事业奋斗终生。她说："我是一个女人，我最关切的当然是女人的安危疾苦，这是最基本的一点。"这一句朴实而真挚的话，准确地道出了她选择从事助产事业的原因。

1929 年，38 岁的杨崇瑞主持筹建了中国第一所现代化的助产学校——北平国立第一助产学校。她把"牺牲精神，造福人群"作为这所学校的校训。作为校长的杨崇瑞，当时满怀激情和理想，为中国妇幼卫生事业拟定了一个大胆的 50 年计划。她希望能在 50 年内，培养出 15 万名高质量的助产士，建立一个全国性的妇幼卫生保健网，使每一位中国妇女和婴儿都得到呵护。她指出："助产教育为维护孕妇及婴儿健康之教育，为拯救无数妇女及婴儿生命之教育，亦为现代女子最重要而最合宜之一种职业教育。我国妇女如能多具有现代助产常识，或执此职业以服务社会，其贡献于妇女界及我民族前途者，必十倍于其他事业也。"

杨崇瑞还特别注重对学生的职业道德教育。她认为助产士应具备的基本素质包括健康的体格、丰富的学识、高尚的品格和合作的精神。对于如何培养合格的助产士，她指出，助产士必具之条件为二，学与术是也，二者相辅而行，不可偏废。学生毕业后，在社会服务，固应以学术二字为先，尤要注意于职业道德，始能大有发展。

在前半生中，杨崇瑞马不停蹄、从不懈怠，共参与创办了 60 余所助产学校，为中国培训接生员、妇幼卫生员 40 余万名，使我国的妇婴死亡率显著降低。1937 年，她受聘成为国际联盟妇婴卫生专家，1947 年被世界卫生组织聘为国际妇婴卫生组副组长。新中国成立后，成为卫生部第一任妇幼卫生司司长。

杨崇瑞生活极其简朴，终生没烫过发，没穿过高跟鞋，没穿过华美服饰，一生都过着粗茶淡饭、布衣布鞋的俭朴生活。她一世忙碌，终生未嫁。她曾说："我和妇幼卫生事业结了婚，全中国的儿童都是我的孩子。"

延伸

杨崇瑞热爱祖国、热爱人民、热爱她终生为之奋斗的妇幼卫生事业，像拓荒的老黄牛，勤奋耕耘，默默无私奉献。她主持助产教育，既教学生做学问，也教学生做人。她率先垂范，为人师表，以自己的实际行动实践"牺牲精神，造福人群"的校训，启迪青年觉醒，培养爱国为民的新人。她心里只有事业和人民，唯独没有自己。她一生未婚，生活简朴，廉洁奉公。她身居要职，却始终粗茶淡饭，过着俭朴的生活，把积攒下来的钱用于助产教育和地方妇幼卫生事业。她数十年滴滴心血倾注在事业上，克勤克俭，将节省下来的钱帮助地方开办妇幼卫生事业，资助生活困难的学生。1983 年她逝世后，亲属根据她的遗嘱，把她积蓄的 6.9 万元人民币和书籍杂志全部捐赠给国家。

（应立英）

6. 中国参与人类基因组计划

名言

人类看不见的世界，并不是空想的幻影，而是被科学的光辉照射的实际存在。尊贵的是科学的力量。

——（法）居里夫人

案例

人类基因组是指人的 23 对染色体，包括 22 对常染色体和 1 对性染色体，由约 31.6 亿个 DNA 碱基对组成，约含 4 万～ 10 万个基因。人类基因组计划（Human Genome Project，HGP）就是要测定这些碱基对组成的核苷酸序列，辨识基因序列，绘制人类基因组图谱，最终破译人类的遗传信息。该计划由 1985 年美国科学家率先提出，1990 年正式启动，中、美、英、法、德、日六国科学家共同参与，是一项规模宏大、跨国跨学科的科学探索工程，被誉为是生命"登月计划"，与"曼哈顿计划"和"阿波罗登月计划"合称为人类科学史上的三个伟大工程。

2001 年，公共基金资助的国际人类基因组计划和私人企业塞雷拉基因组公司各自独立完成并发表了人类基因组工作草图，该事件被认为是人类基因组计划成功的里程碑。2003 年 4 月 14 日，人类基因组计划正式完成。

英国剑桥的惠康桑格研究所（Wellcome Sanger Institute）是世界上最著名的基因组测序研究中心之一，曾在门前悬挂海报："Buy one or get one free？"意思是天下不可能有免费的午餐，英国必须加入人类基因组计划，即使要花钱也在所不惜。受此影响，1997 年 11 月湖南张家界会议上，中国科学院教授杨焕明、海归留学生汪建等人提出了中国人类基因组计划的议题和战略构想，并于次年在北京成立了中国科学院遗传研究所人类基因组中心。然而，每一件新生事物从出现到成功都需要一个漫长的过程，而且在发展的过程中饱受争议，基因测序工作也是如此。由于昂贵的时间和资金成本，当时国内科技界对于是否参加人类基因组计划争议较大。

1999 年，怀揣一腔对生命科学的热忱和爱国情怀，汪建等人"自作主张"以中国代表的身份，向"人类基因组计划"提交了注册申请，使中国成为继美、英、日、德、法后的第六个加入该组织的国家，成功拿到全球顶尖基因科研圈的门票。1999 年 7 月，中国正式加入人类基因组计划，负责测定人类基因组全部序列的 1%，即 3 号染色体上的 3000 万个碱基对。中国是参与该计划的唯一的发展中国家，并仅用了半年多的时间提前两年完成。

这个"1%"的意义深远，证明了中国科学家的能力和实力，在国际生命科学前沿、国际重大科技合作研究中毫不逊色，甚至更加出色。不仅彰显了我国基因组测序的强大实力，建立了一整套科学技术体系和优秀人才队伍，也得到了国际同行的认可和称赞。虽然参与时间最晚，但我国的基因组测序能力已超过法国和德国，名列第四。中国科学院遗传研究所人类基因组中心日产数据量相当于世界上最强的两个中心在 1993 年的年产量。自此，我国可以分享"人类基因组计划"的全部成果与数据、资源与技术。

国际人类基因组计划的"掌门人"柯林斯博士这样评论："国际人类基因组计划中国测序部分的圆满完成，是一件了不起的事情，整个中国都应该为此骄傲。"这是一项全球科学家共同参与的伟大事业，在这个划时代的里程碑上，已经重重地刻下了中国和中国人的名字。

延伸

从中国参与人类基因组计划这个案例中，我们看到了科学家的爱国情怀和社会责任感。爱国需要实实在在的行动，需要追求卓越的奋斗。对于祖国的情感，从来都不是停留在口头上、不是被人给予的任务，而是一种再朴素不过的情感，是一种在特定的环境下、事件中，被激发出来的最自然的情感。就比如本案例中，汪建等人自发筹集资金也要申请加入人类基因组计划的"自作主张"，事实也证明了，他们的选择是对的。

电影《蜘蛛侠》中有一句经典台词："With great power comes great responsibility！"翻译过来就是"能力越大，责任越大！"诸如医生、律师、科学家或者工程师等一部分人，他们的行为会对他人、对社会、对自然界带来比其他人更大的影响，因此他们往往背负着更多的责任。这个"1%"的背后是北京空港工业区大楼的"昼夜灯火通明"，是 100 多人两班倒的"停人不停机"，是必须完成 20 万个碱基测序工作的"每日任务"。历史已将中国当代科学家推上了人类基因组计划这一国际合作和竞争的大舞台，这必将大大促进中国生物信息学、生物功能基因组和蛋白质等生命科学前沿领域的发展。

（赵伟春）

7.中国药理学研究创始人——陈克恢

名言

不要失去信心，只要坚持不懈，就终会有成果的。

——钱学森

案例

屠呦呦凭借对中药青蒿素抗疟作用的研究荣获 2015 年诺贝尔生理学或医学奖，使得中医药研究再度成为各领域人士的热点议题。然而，鲜为人知的是，比屠呦呦早 50 年，中国已有人开始运用科学方法研究中药，那就是被誉为"中国药理学研究创始人"的陈克恢博士。

陈克恢，1898 年 2 月 26 日出生于浙江农村。其父去世后，由身为中医的舅父周寿南抚养。幼年的陈克恢经常在其药房里读书玩耍，目睹舅父看病开方，配药煎汤，治病救人。耳濡目染下，陈克恢对中药的兴趣慢慢滋长。1905 年科举考试制度被废除，陈克恢开始上公立小学。后由于学业出众，他离开家乡到上海教会办的圣约翰高中上学，并于 1916 年考取了当时美国用庚子赔款成立的留美预备学校清华学堂奖学金，成为三年级插班生；两年后，赴美国威斯康星大学求学。对中药由来已久的兴趣，使他选择了药学专业。他的导师爱德华·克莱默（Edward Kremers）非常支持他研究中药，专门从中国进口 300 磅肉桂叶和 200 磅肉桂枝，教他用蒸馏的办法提取肉桂油，由此诞生了他的第一篇署名 K.K.Chen 的学术论文。

陈克恢对中药的研究始于美国医学院的实验室，但让他闻名于世的麻黄素研究却是 1923—1925 年间在中国的北京协和医学院完成的。

1923 年，陈克恢从威斯康星大学医学院回国，送病重的母亲赴北京协和医院就医，这成为陈克恢事业的转机，同时也为中国用科学方法研究中药打开了大门。母亲恢复健康回乡后，陈克恢接受了协和医学院的聘书，开始了他一生中最著名的麻黄素研究。在系主任卡尔·F·施密特（Carl.F.Schmidt）的支持下，陈克恢用在克莱默实验室学到的植物化学研究方法，用几种不溶性溶剂，在短时间内从麻黄中分离出左旋麻黄碱。虽然该成分已由日本学者长井长义于 1887 年从麻黄中分离获得并命名为 ephedrine（麻黄素），但长井长义只提到麻黄素可用于扩大瞳孔。陈克恢和施密特医生通过动物实验进一步开展了麻黄素的药理作用研究，发现 $1 \sim 5mg$ 麻黄素静脉注射给药，可长时间升高麻醉的狗或毁脑脊髓猫的颈动脉压，增强心肌收缩力，收缩血管，舒张支气管，兴奋中枢神经系统，并能加速离体子宫收缩；眼部给药具有扩瞳作用。上述心血管等方面的作用类似于肾上腺素，但麻黄素具有口服有效、作用时间长、毒性较低等特点。1924 年，陈克恢在最有权威的药理杂志上报告了这一发现。

此后陈克恢回美国，对麻黄碱开展了临床观察，证明它可以治疗过敏性疾病、干草热和支气管哮喘；可用于脊椎麻醉，以防血压下降；口服 25 ～ 50mg 能克服巴比妥类安眠药引起的余醉。通过分析世界各地产的麻黄草，陈克恢发现只有中国和东南亚地区产的含左旋麻黄碱。从此，礼来药厂每年从中国进口大量麻黄用于麻黄碱的生产，以适应临床需要。这种状况持续了 19 年，直到第二次世界大战时，两位德国化学家用发酵法将苯甲醛与甲基胺缩合，成功合成了左旋麻黄碱为止。在上述研究基础上，陈克恢和他的同事们进一步研究了很多结构与麻黄碱类似化合物的药理作用，推动了无数交感胺类化合物的合成。这些研究不仅发现了很多新药可用于呼吸系统疾病、鼻充血、疲劳、肥胖病和发作性睡症等的治疗，也为后来 α 及 β 阻断剂的研究和开发打下了基础。这项研究是用科学方法从祖国的医药宝库中提取出可以治疗人类疾病的有效药理成分，并进行优化，开发新药，惠及千百万人的一个典范。

除麻黄素外，急性氰化物中毒的解救是陈克恢的另一代表性研究。早在 1888 年，就有人报告亚硝酸戊酯能对抗氰化物对狗的致死作用，但因文章发表在一个非重量级学术刊物上，未引起学界的注意；1933 年，又有报告说硫代硫酸钠可为硫氰酸酶提供硫，这些结果引发了陈克恢的思考。氰离子（CN^-）与 Fe^{3+} 亲和力很大，吸收后很快与线粒体内细胞色素氧化酶的三价铁（$Cyt-Fe^{3+}$）作用，生成 $Cyt-FeCN$，从而抑制呼吸，引起组织缺氧，窒息而死，是作用最快的毒物之一。亚硝酸根可使血红蛋白变成高铁血红蛋白（$NO^{-2+}Hb-Fe^{2+} \rightarrow Hb-Fe^{3+}$），后者与 CN^- 作用，生成氰络高铁血红蛋白（$Hb-Fe^{3+}+Cyt-FeCN \rightarrow Hb-FeCN+Cyt-Fe^{3+}$），使被 CN 抑制的 Cyt 氧化酶复活，从而解毒，但生成的 Hb-FeCN 向体外排除是个关键问题。陈克恢等从文献报道中得到启发，用亚硝酸钠恢复 Cyt 酶活性，用硫代硫酸钠提供的硫与 CN^- 作用生成 CNS（$Na_2S_2O_3+Hb-FeCN \rightarrow HbFe^{2+}+CNS$）随尿排出体外消除 Hb-FeCN，实现了亚硝酸钠和硫代硫酸钠静脉注射用于氰化物中毒的救治。

五十余年广泛且深入的研究，成就了陈克恢在国际学术界的地位。他发表研究论文和综述共计 350 余篇。1951 年，担任美国药理与实验治疗学会主席；1952 年，担任美国实验生物学会联合会主席；1972 年，当选为国际药理联合会名誉主席。可以说，陈克恢是 20 世纪国际药理学界的一代宗师，是中国药理学界引以为荣的现代中药药理学研究的创始人。

延伸

成就从来不是一蹴而就的，药物从发现到临床应用需要走过漫长的道路。无论最初的动机如何，要想研发一个惠及百姓的药物就需要研究人员不懈的探索实践，几十年如一日，并要充分利用外部资源，达成目标。创新需要细致的观察及敏锐的发现能力，如氰化物解毒方法的研究，有些不起眼的个案报道，说不定就是创新点的所在之处，这个需要广博的阅读及对价值的有效判断。中医药是个伟大的宝库，有探索精神、创新意识、实践能力并踏实付诸行动，必将有所发现，有所成就。

（楼招欢）

8. 青蒿素：中医药给世界的礼物——屠呦呦

名言

科学是老老实实的学问，不可能靠运气来创造发明，对一个问题的本质不了解，就是碰上机会也是枉然。入宝山而空手回，原因在此。

——华罗庚

案例

青蒿素是从黄花蒿茎叶中提取的含过氧基团的倍半萜内酯，是继乙氨嘧啶、氯喹、伯喹之后最有效的抗疟特效药，曾被世界卫生组织称为"世界上唯一有效的疟疾治疗药物"。

20 世纪 60 年代以来，由于恶性疟原虫对常用抗疟药氯喹等喹啉类药物产生抗药性，疟疾在东南亚地区、南美洲和非洲蔓延，全球防治疟疾的形势非常严峻。1967 年 5 月 23 日，我国启动"523"项目，动员全国 60 多个单位 500 名科研人员，齐心协力寻找新的抗疟药物。此前，中美两国的抗疟研究已经历多次失败，美国筛选了近 30 万个化合物而无结果；中国在 1967 年组织了全国 7 省市开展了包括中草药在内的抗疟药研究，先后筛选化合物及中草药达 4 万多种，也未取得阳性结果。1969 年 1 月，中国中医研究院中药研究所参加"523"任务，时年 39 岁的屠呦呦临危受命，成为课题组攻关组长。屠呦呦和同事们通过翻阅中医药典籍、寻访民间医生，搜集整理出包括青蒿在内的 640 多种药物为主的《抗疟单验方集》，对其中 200 多种中草药 380 多种提取物进行筛查，但未发现有效结果。

屠呦呦发现青蒿素的灵感来自晋代葛洪《肘后备急方·治寒热诸疟方》中的"青蒿一握，以水二升渍，绞取汁，尽服之"这段文字。然而，从中药青蒿中发现青蒿素的历程却是相当艰辛。青蒿素的提取在当时是一个世界公认的难题，从蒿族植物的品种选择到提取部位的去留存废，从浸泡液体的尝试筛选到提取方法的反复摸索，屠呦呦和她的同事们熬过了无数个不眠之夜，遇到过无数次挫折失败。她当时做了一系列实验，包括尝试水煎浸膏、95% 乙醇浸膏等方法。但是，高温提取会破坏青蒿中的有效成分。1971 年 10 月 4 日，在经历了 190 次失败之后，屠呦呦成功地用低沸点的乙醚制取青蒿提取物，并在实验室中观察到这种提取物对疟原虫的抑制率达到了 100%。为了验证青蒿素的疗效，确保安全，屠呦呦及其同事们在自己身上试验药的毒性，又通过对动物模型和疟疾患者的临床观察，均证实青蒿乙醚中性提取物的抗疟作用，尤其是治疗恶性疟的效果，为后来青蒿的深入研究提供了重要的依据。

1972 年成功分离得到抗疟有效单体化合物的结晶，后被命名为"青蒿素"；1975 年确定了青蒿素的分子式和分子结构；1978 年确定了青蒿素的绝对构型。1984 年科学家们终于实现了青蒿素的人工合成。自 1973 年起，为研究青蒿素结构中的功能基团而制备衍生物，经构效关系研究，明确了青蒿素结构中的过氧基团是抗疟活性基团，后开发出双氢青蒿素、蒿甲醚等系列衍生物及制剂，青蒿素和双氢青蒿素先后获卫生部一类新药证书。

2011 年 9 月，屠呦呦因青蒿素和双氢青蒿素的贡献，获得被誉为诺贝尔奖风向标的拉斯克奖，以表彰她发现了青蒿素这种治疗疟疾的药物，在全球特别是发展中国家挽救了数百万人的生命。2015 年 10 月，屠呦呦获 2015 年度诺贝尔生理学或医学奖，成为第一个获得诺贝尔自然科学奖的中国人。多年从事中药和中西药结合研究的屠呦呦，创造性地研制出抗疟新药——青蒿素和双氢青蒿素，对疟原虫有 100% 的抑制率，能迅速消灭人体内疟原虫，对恶性疟疾有很好的治疗效果。这一发现被誉为"拯救 2 亿人口"的发现，为中医药走向世界指明一个方向。

在诺贝尔奖颁奖典礼上，屠呦呦做了题为《青蒿素：中医药给世界的礼物》的主题演讲。在演讲中，她回顾了青蒿素的发现过程，并表示目标明确、坚持信念是成功的前提，学科交叉为研究发现成功提供了准备，文献启示起到了关键作用。中医药从神农尝百草开始，在几千年的发展中积累了大量临床经验，对于自然资源的药用价值已经有所整理归纳，通过继承发扬，发掘提高，一定会有所发现，有所创新，从而造福人类。青蒿素是传统中医药送给世界人民的礼物，对防治疟疾等传染性疾病、维护世界人民健康具有重要意义。青蒿素的发现是集体发掘中药的成功范例，屠呦呦凭此获得诺贝尔生理学或医学奖，是中国科学事业、中医中药走向世界的一个荣誉。由此可见，大力推进中医药学以及其他传统医学的研究，努力促进与加强国际合作，使传统的、民族的、古人的智慧造福当代人类，依旧具有现实的积极意义。

"呦呦鹿鸣，食野之蒿"，几千年前《诗经·小雅》的名句也许已经预示了屠呦呦的今天。

延伸

从屠呦呦发现青蒿素这个案例中，我们看到了科学家的爱国情怀。屠呦呦在获奖感言中说道："青蒿素是中医药给世界的礼物。"她始终牢记自己是祖国的一分子，始终牢记自己是中医药的一分子，始终不忘把中医药推广到全世界。青蒿素的发现是传统中医药对人类健康的贡献，为中医药走向世界指明了一个方向，通过继承发扬，发掘提高，一定会有所发现，有所创新，从而造福人类。屠呦呦的获奖是中国科学事业、中医中药走向世界的一个荣誉，她成为第一个获得诺贝尔自然科学奖的中国人，扬了中国的国威，增长了中国人的民族自豪感。

从屠呦呦发现青蒿素这个案例中，我们还看到了科学家的敬业精神，了解和体会到屠呦呦研究发现青蒿素的艰难历程。当研究工作处于迷茫无法前进时，屠呦呦通过翻阅中医药典籍、寻访民间医生，从中获得灵感，通过改进提取方法，发现了青蒿素，并利用现代技术进一步成功开发双氢青蒿素、蒿甲醚等系列衍生物及制剂，被誉为"拯救 2 亿人口"的发现，真正印证了"功夫不负有心人""机会总是垂青脚踏实地的人"。

（陈建真）

9. 来自全科医生的人文关怀——爱德华·特鲁多

名言

有时去治愈，常常去帮助，总是去安慰。

——（美）爱德华·特鲁多

案例

"有时去治愈，常常去帮助，总是去安慰。"这是西医学对医生的人文要求，它来自一首墓志铭，原文是"to cure sometimes, to relieve often, to comfort always"。

这是全科医生——爱德华·特鲁多（Edward Livingston Trudeau）（1848—1915）的墓志铭。

特鲁多出生于美国纽约的一个医药世家，20 岁进入哥伦比亚大学深造。就读期间，25 岁的他被确诊患了肺结核。结核病在 18 世纪曾横扫整个欧美地区。18 世纪末，整个美国仅新英格兰地区就有 2% 的人口因为肺结核而死亡。19 世纪，结核病被称为"人类死亡之首"，每 7 例死亡病例中就有 1 例是结核病。因此在当时，结核病可以说属于不治之症。不得已，特鲁多无奈悲观地只身来到荒凉的撒拉纳克湖畔，静静等待着死亡的到来。远离城市喧嚣的特鲁多，每日沉醉在对过去美好生活的回忆中，间或上山去走走，打打猎，过着悠闲的日子。渐渐地，特鲁多惊奇地发现：他的身体正日益恢复。不久，特鲁多居然顺利地完成了未竟的学业，获得了博士学位，于是他继续回到城市里行医。但奇怪的是，每当特鲁多在城里待一段时间，结核病就会复发，而一旦回到撒拉纳克湖地区，结核病就会不治而愈。

1882 年，特鲁多干脆全家迁居到了撒拉纳克湖畔。见到身边结核病人生活痛苦，受德国医生霍尔曼通过大山清新的空气治愈肺结核病人事迹的启发，结合自身的经历，1884 年，特鲁多用朋友捐赠的 400 多美元，创建了美国第一家专门的结核病疗养院——Adirondack 村舍疗养院（Adirondaec Contage Sanatorium），帮助和治愈了无数患者，当中包括著有《金银岛》的著名作家罗伯特·路易斯·斯蒂文森，他本人也成为现代医学史上预防和控制结核病的先驱。随后，特鲁多建立了美国第一个非营利性的肺结核研究实验室，并成为美国第一个分离出结核杆菌的人，又创办了一所"结核病大学"。特鲁多对病人从生理和心理上同时照料的许多方法至今仍被沿用，引领了美国在结核病治疗和研究领域的前沿。直至今日，举世闻名的"特鲁多研究所"拥有许多世界知名的科学家和训练有素的科研团队，在研究种类繁多的病原体感染和免疫方面做出了极大的贡献。

1915 年，特鲁多 67 岁，最终还是死于结核病，但毫无疑问，他比当时结核病人生存期长很多。他死后埋葬在撒拉纳克湖畔。让他声名远播的不仅仅是他在学术上的成就，更是他墓碑上刻着的、他一辈子行医生涯的概括与总结——有时去治愈，常常去帮助，总是去安慰。

延伸

治疗并不总意味着治愈某种疾病，更重要的在于体恤和减轻患者痛苦，提高患者生命质量。医生不仅仅要关注客观指标，还要关注患者体验。

特鲁多创立了美国第一家专门的结核病疗养院——Adirondack 村舍疗养院，服务患者，使患者受到良好的照顾，同时也建立了美国第一个非营利性肺结核研究实验室。他不仅为国家治愈患者，也为全人类的健康事业做出了伟大的贡献。这些都体现了他爱国、坚持一切为人民健康服务的宗旨，利他主义、追求卓越、淡泊名利的高贵品质。

能敏锐观察，结合自身找到治疗结核病的方法和策略，同时用科学的方法分离病原菌，体现了特鲁多的敬业精神，热爱自己的职业；具备严谨、细致和敏锐的洞察力；认识和杜绝任何与营利性质相关的行为；公平而合理地运用各种医疗服务资源。其墓志铭——"有时去治愈，常常去帮助，总是去安慰"，体现出他所具有的同情心、同理心以及对患者的人文关怀。

（何璐莎）

10.《金匮要略》研究第一人——国医大师何任

名言

假如我还能生存，那我生存一天就要为中国呼喊一天。

——方志敏

案例

何任，男，字祈令，别署湛园，汉族，浙江杭州人，1921 年 1 月出生于中医世家，1941 年毕业于上海新中国医学院。1959 年他参与筹建了浙江中医学院（浙江中医药大学前身）。他是浙江中医药大学终身教授、著名的金匮研究专家，曾被日本学者誉为"中国研究《金匮要略》的第一人"。他是首批全国老中医药专家学术经验继承工作指导老师，"十五"名老专家传承研究项目专家。2009 年，他被人力资源和社会保障部、卫生部和国家中医药管理局联合授予"国医大师"的称号，是当时浙江省唯一的国医大师。何任一生著作等身，临床、教学两不误，出版著作近 20 部，发表论文 200 余篇，为后人留下了大量的研究资源，是后学总结、传承其学术思想和临证经验的宝贵财富。

何任一生勤学，自幼随父学医，年少时即在父亲影响下诵读《汤头歌诀》《药性赋》《医学心悟》等医学入门著作，有的甚至能出口背诵。1937 年，正值抗日战争爆发，何任独自一人乘船赴沪。当时上海城郊已被日军占领，上海市已然成为一座"孤岛"，何任想尽各种办法，拿到了去上海的通行证，乘上了一艘只有小贩才搭乘的小货轮。当时船上以中青年妇女为多，他是整船唯一一个穿长衫的大男孩，有人提醒他说："现在不太平，像你这样的壮丁，很危险的。"但何任毫不畏惧，拿出了自己的通行证朗声说"去考学堂，去看我娘"，令周围的人颇为感叹。到达上海之后，何任顺利考取了上海新中国医学院二年级的插班生。尽管当时的医学院条件简陋，环境艰苦，但他却甘之如饴，每天除上课之外，便刻苦自学，潜身于图书馆的医书之中。对于《黄帝内经》、温病著作，他熟读细研，对于《金匮要略》则是一一背诵，还经常向中医和西医各科老师请教。何任凭借扎实的基础、刻苦的学习、出色的成绩，深得老师赏识，被一致推举为年级长。4 年后，何任从上海新中国医学院毕业，在永康、龙泉一带行医。当时江浙一带疾病流行，出校门不久的青年中医何任面对天花、麻疹、疟疾等传染病，沉着应诊，并不断地总结、摸索治疗温病的规律，救治了许多患者。

何任醉心学术，以《金匮要略》为研究重点，先后出版了《金匮要略通俗讲话》《金匮归纳表》《金匮要略新解》等书籍，受到读者的广泛欢迎。1985 年，何任应日本汉方医界和东京医学院校邀请前往日本讲学，为日本学者做《〈金匮要略〉之研究》的学术报告。其精邃的研究、丰富的成果、生动的报告，深得日本学者的尊奉与推崇，因此也被日本学者誉为"中国研究《金匮要略》的第一人"。何任与当时研究《伤寒论》的刘渡舟先生并称为研究经方的"南何北刘"。中医是一门实践性的学科，数十年来，何任先生一边临床、一边读书、一边总结，参合学用，将毕生所学一一整理，撰写成文。他认为撰写论文的过程就是一次思维锻炼，通过整理资料、梳理知识、提升认识，将经验系统化。何任每天都要抽出时间读书、每月都要撰写论文，共发表论文数百篇。尤其是自《浙江中医药大学学报》于1977年创办以来，每期都有他的学术论文刊出，30年从未间断。

70余年行医济世、笔耕不辍，何任从一位翩翩少年到耄耋老者，始终没有半点松懈，即使是身患膀胱肿瘤之时，仍然坚信中医有更好更妥当的方法治疗癌症。他在积极配合手术治疗的同时，开始研究中医对肿瘤的治疗方法。他仿"神农"，亲尝大量中西药品，搜集各种抗肿瘤的方子，归纳出了"不断扶正、适时祛邪、随证治之"的十二字肿瘤治疗原则。许多肿瘤患者经过何老调治均获得了长期缓解，疗效显著。90岁高龄时，何任仍然工作在临床一线，儿孙每每心疼地劝其安心在家养老安享天年，但他总说："我热爱中医，我的生活离不开中医，更加离不开病人。"

何任是病人眼中的神医，同时更是学生眼中的严师。他倾心于中医教育。新中国成立以后，他负责筹建浙江省中医进修学校，从学校的学制长短、课程设置，到教学计划、学生工作等，都进行了认真的探索和实践。在担任院长期间，何任也是亲自授课、批改作业、带教实习，每上一堂课，都认真备课。何任历届毕业生数不胜数，很多都在全国各中医机构中担任骨干力量，其中不乏国家级名中医、省级名中医、全国老中医药专家学术经验继承工作指导老师等。

情系中医，矢志不渝。何任多次为中医药事业的发展奔走呼吁，他不仅是"十老上书"的领头人，亦是"八老上书"的参与者。1984年，在中医药事业发展举步维艰之际，何任高瞻远瞩，联合十位当时全国最著名的中医专家，书呈国务院总理，陈述制约中医药发展的严重制度缺陷。正是由于他们的努力，引起党中央、国务院各部委的高度重视，于1986年成立了专门负责管理中医药事业发展的国家中医管理局。如今，中医药事业的传承创新发展备受关注，党中央从党和国家事业发展战略格局的高度，指明了中医药工作的方向，令无数中医人为之振奋，这是无数像何任一样勤勉向学、敬业奉献的中医人为之奋斗的结果。我们后辈之中医工作者要向何任等老先生学习，脚踏实地、至精至诚、勇担重任，将中医药事业传承好、发展好，再创辉煌。

延伸

从国医大师何任的一生，我们看到了一位中医大家拳拳的爱国之心、坚忍不拔的毅力和孜孜不倦的敬业精神。他以高尚的医德、精湛的医术和赤诚的中医情怀，开拓了一条艰辛卓绝的名医之路，赢得了社会的普遍推崇与敬重，为祖国中医药事业的发展做出了巨大贡献。其女何若苹的案头现在还摆着一个由何任亲手题写的瓷盘，上面写着"心诚行正"四字。这四字正是何任一生为人行医之写照，同时也不断提醒我们后人要做一个踏实、勤勉、正直、善良的人。

（叶璐）

11. 中国防疫事业奠基者——伍连德

名言

医生要最好学、最谦虚、最客观、最冷静，才是好医生。

——周恩来

案例

一人之力扶大厦之将倾，护城中千千万万条生命，可谓之斗士；怀大才而淡泊之，居高位而终弃之，可谓之隐士；处九州四海之大变革而勿忘初心，置身其中，可谓之传奇。

伍连德（Wu Lien-Teh），马来西亚华侨，公共卫生学家，医学博士，中国检疫、防疫事业的先驱，中华医学会首任会长，北京协和医学院及北京协和医院的主要筹办者，1935 年诺贝尔生理学或医学奖候选人。他参与了 1910 年和 1920 年开始的东北和华北两次鼠疫流行的调查和防治工作，主持制定了《海港检疫章程》《交通检疫实施办法》《出国旅客卫生检疫规则》。

梁启超如此评论他："科学输入垂五十年，国中能以学者资格与世界相见者，伍星联博士一人而已。"

如果说人类文明的发展史就是疾病的斗争史，那么鼠疫必然是让世人永远难忘的梦魇。鼠疫在世界范围内曾有过三次大流行，带走了无数人的生命。首次大流行发生于 6 世纪，疫情持续了五六十年，流行高峰期每天死亡万人，死亡总数近亿人。第二次大流行发生于 14 世纪，持续近 300 年，这次大流行仅在欧洲就造成 2500 万人死亡，占当时欧洲人口的 1/4，意大利和英国死者达其总人口的半数。第三次大流行自 19 世纪末（1894 年）流行持续到 20 世纪中叶，爆发于中国广州、香港，波及亚洲、欧洲、美洲和非洲的 60 多个国家的沿海城市及其附近内陆居民区，死亡 1200 多万人。

当时世界上普遍认为，野生啮齿类动物是鼠疫的主要储存宿主和传染源，"鼠－蚤－人"是其主要传播方式。1910 年 10 月 25 日，满洲里首发鼠疫，11 月 8 日即传至哈尔滨，之后蔓延开来，不仅横扫东北平原，而且波及河北、山东。其实在满洲里北部毗邻的俄罗斯境内早有散发的病例出现，这些患者大多是捕捉大型蒙古旱獭的猎户。旱獭又称土拨鼠，是一种啮齿类动物，其毛皮又厚又密，经过染色加工可制成裘皮大衣，有很高的经济价值。冬天有许多猎户冒着大雪天在大草原上捕猎，其中包括不少来自山东省等地的移民，他们在遇到步履蹒跚的患病旱獭不仅不会避开，还会食其肉，在满载而归的同时，也将可怕的病原体一并带了回去。随后，沙俄经营的铁路成为进一步的帮凶，沙俄把中国工人和可能已经被传染的人同时用火车运送到中国，导致鼠疫沿着铁路传播，进入中国东北。1910 年 10 月 26—27 日，鼠疫由中东铁路经满洲里传入哈尔滨铁路工人住的道外区，然后在哈尔滨各区传播。面对死亡威胁，许多经验丰富的博士学者拒绝来到疫区，伍连德却身负国家重任毅然来到"死亡之城"，努力用平生所学救民于水火之中。

鼠疫爆发初期，傅家甸的医护人员和医疗设备极度缺乏，又缺少隔离防护意识，每日报告的死亡人数持续快速上升。1910 年 12 月 27 日是一个意义非凡的日子，中国首例鼠疫尸检在伍连德和助手的协作下完成，在当时的中国，解剖尸体被认为是大逆不道的行为，因此，整个解剖过程是在严格保密的情况下完成的。在高倍显微镜下，伍连德终于发现了疫病的元凶——鼠疫耶尔森菌。伍连德认为这次鼠疫的传播方式为呼吸道传播，基本可以排除老鼠作为传染源的可能性。然而该看法并未被完全接受，发现第三次鼠疫大流行元凶的日本专家北里柴三郎教授的学生和北洋医学堂首席教授梅尼相继提出质疑。面对急切的伍连德，梅尼先是沉默，最后甚至动怒，他双目圆睁地呵斥道："你这个中国佬，胆敢嘲笑我，顶撞你的前辈？"然而不久后，日本医生前前后后检查了几百只老鼠都未能发现鼠疫耶尔森菌，反而进一步证实了伍连德的猜想。梅尼更是付出了生命的代价，没有佩戴口罩巡视病人的他在访问医院 6 天之后感染鼠疫去世，临终前的他终于承认本次鼠疫是经呼吸道传播。

随着鼠疫患者人数的不断增加，疫情变得更加严重，伍连德拜访了当时的俄国传染病医院，希望得到帮助，但他们提供的鼠疫疫苗的效果并不理想。在缺乏有效治疗方法的情况下，只能以预防为主，伍连德立刻采取了一级、二级预防措施：一级措施针对健康人群，找出疾病的危险因素，使健康人群远离这些危险因素；二级措施针对处于危险因素的人群，早发现、早诊断、早治疗。

傅家甸攻防战打响了，伍连德将全城分为四区，每区安排首席医官 1 人、助理医官 2 人、医学堂学生 4 人、卫生杂役 58 人、警察 26 人，还从军队抽调步兵 1160 人、警务分队 600 人。为了减少医务人员感染的可能性，他使用医院隔离窗接收信件和报告，建立专用休息室和消毒室，分别对人员和衣物进行消毒；并让各区居民分别佩戴白、红、黄、蓝臂章，可在所在区内自由活动，而跨区行动须经批准；更是创造性地从沙皇俄国借了 120 节车厢用于隔离。然而这样做的效果仍然不好，每日的病例数仍在上升。伍连德发现，由于正值哈尔滨的隆冬，冻土难以挖掘，导致尸体无法及时掩埋，成了鼠疫耶尔森菌的天然温床，最好的办法无疑是焚烧尸体。然而在当时的中国，身体发肤受之父母的传统思想仍大行其道，连剪辫子都被认为是大逆不道，更不用说焚烧尸体了。人们一听要焚烧尸体顿时一片哗然，此时的伍连德没有让步，在进行广泛健康教育的同时，他愿意一人承担责任，于是当地的官员和百姓也纷纷签字，表示愿意为了扑灭疫情火化亲人的遗体。从此以后，鼠疫死亡人数就开始下降，终于在 30 天后，也就是 1911 年 3 月 1 日当天的 24 小时内，哈尔滨无一例死亡或感染报告，伍连德宣布解除对傅家甸的隔离。

在这次疫情处理中，伍连德设计了棉纱做成的简易口罩，实施了中国医生的第一次鼠疫患者人体解剖，进行了中国历史上首次集体火化，并在世界上第一次提出了"肺鼠疫"的概念，同时还创办了哈尔滨医学专门学校（哈尔滨医科大学前身）。1911 年 4 月 3 日至 28 日，清政府在奉天组织召开了"万国鼠疫研究会"，这是近现代在中国本土举办的第一次真正意义上世界范围的学术会议，各国专家对东北抗鼠疫行动均给予了极高的评价。

此后，伍连德没有停止脚步，他建立东北防疫总处和几家防疫医院，出任防霍乱委员会主席，率领东北防疫总处投入霍乱的防治之中，并参与了后续更大规模的鼠疫大流行的防治工作。

跨越 19 世纪和 20 世纪的伍连德亲眼见证并亲身经历了旧中国的苦难，一件件、一桩桩的不平等事件让他越来越想为这个国家做更多的事情，赢得更多的尊重。大家可能想不到，如今的旋转餐台是伍连德发明的，公勺、公筷也是他建议使用的。晚年的他淡出了风起云涌的社会舞台，从辉煌走入平淡，悠闲地在街头漫步，不时用广东话宣传健康生活方式，劝告小贩们要多运动，不吸烟、不喝酒。

伍连德曾说："我曾将大半生献给古老的中国，从清朝末年到民国建立，直到国民党统治崩溃，那一切在许多人的脑海里记忆犹新，中国是一个有五千年历史的伟大文明古国，历经世世代代的兴衰荣辱，才取得今天的地位，我衷心希望她能够更加繁荣昌盛。"

延伸

从伍连德治鼠疫的案例中，我们可以看到科学家的爱国情怀。伍连德临危受命，面对黑云压城城欲摧的鼠疫，无畏前行，救百姓于疫情之中，报效祖国。他创造出了有效的防疫、灭疫措施，并且设立医院、防疫所等医院机构，为中国近代医学卫生事业奠定了基础，增强了中国的国际影响力。1935 年，伍连德因"在肺鼠疫方面的工作，尤其是发现了旱獭在其传播中的作用"而获得诺贝尔生理学或医学奖的提名。他是华人世界第一个诺贝尔奖候选人，也是中国第一个诺贝尔奖候选人。

从伍连德治鼠疫的案例中，我们可以看到科学家的敬业精神。伍连德在面对恶劣的环境、落后的设备、专家的质疑、封建习俗，依然坚持自我，克服磨难，追寻真理。同时，追寻真理的过程需要的是扎实的基础、渊博的知识、严谨的推理、敏锐的观察、与人交流沟通的哲学、面对挫折和质疑坚持自我的勇气，以及对专业的敬畏和从事工作的热情，只有这样的热情才能造就最后的伟大胜利。

（傅传喜）

12. 环保事业的先行者——蕾切尔·卡逊

名言

> 谁有历经千辛万苦的意志，谁就能达到任何目的。
>
> ——（希腊）米南德

案例

"1964年4月14日，一颗滚烫而伟大的心脏停止了跳动。在它停止跳动之前，它是如此眷恋着这个美丽而又伤痕累累的星球，是如此心甘情愿地为她奔走呼号，是如此孤单地为她撑起了一片希望的天空，却又无怨无悔地忍受住了难以想象的诋毁和中伤。它属于一个头发斑白的老人——蕾切尔·卡逊。这是一个值得我们铭刻于心并用心去尊重的名字。"这是《寂静的春天》中文版书中的一段他序，而蕾切尔·卡逊正是该书的作者。

蕾切尔·卡逊（Rachel Carson）出生于宾夕法尼亚州的斯普林达尔的农民家庭，1929年毕业于宾夕法尼亚女子学院，1932年获得霍普金斯大学动物学硕士学位。1936年，她通过了严格的考试筛选，成为美国渔业管理局第二位受聘的女性。她日间从事科研工作，夜晚进行环保问题的写作。她曾向许多报纸杂志投稿，阐明加强生态环境保护的紧迫性，并先后出版了《海风的下面》和《我们周围的海洋》等专著。

20世纪40年代，许多国家对农药DDT（滴滴涕）的使用量不断增加，人们也把DDT作为减少或消除虫害的主要手段。这种由德国人在1874年发明的廉价农药非常有效，能够杀灭蚊子、科罗拉多甲虫等多种害虫。1955年，蕾切尔·卡逊读到有关DDT的最新研究成果后，她确信DDT对整个生态网造成的危害被人们忽视得太久，于是开始着手调查，并陆续发现随意喷洒DDT等杀虫剂和除草剂危害生物及人类的大量证据。1960年，就在她完成了癌症与杀虫剂关系的资料收集之后，蕾切尔·卡逊不幸患了乳腺癌。在施行乳房切除术后不久，她的肿瘤出现了转移，为了环保事业她必须与时间赛跑，以完成她的研究。1962年，《纽约人》杂志发表了她基于这项研究的首篇文章，这就是《寂静的春天》一书的前言。文章一经发表就引发了巨大的反响，公众对政府纵容一些农药公司危害生态环境义愤填膺。而化学工业界则对《寂静的春天》及蕾切尔·卡逊进行有组织的攻击，他们竭力贬损蕾切尔·卡逊，说她不是专业科学家，只有动物学硕士学位，没有学术头衔，她的作品属于雕虫小技。加入到"讨伐"阵列中来的，还有全美农业化学品联合会、美国医学学会、营养品基金会等知名组织，以及不少声名显赫的专家、权威。有人侮蔑她是一个歇斯底里的极端分子，说她写这本书不怀好意，是"大自然的祭司"，有人说她的毒性比"她所谴责的杀虫剂毒性更大"，甚至有人直接嘲笑她的性别，说她没有资格写关于遗传学的书，因为她是个"老处女"。此时的蕾切尔·卡逊不仅仅要独自忍受这些如洪水般的人身攻击，还要忍受着病痛的折磨。我们不知道她是如何一边忍受着病痛，一边完成了《寂静的春天》的写作，也不知道她是多么艰难地支撑着赢弱的身躯在公开场合回击那些恶毒的攻击。我们唯一知道的是，她为了搜集证据，长期奋战在接触化学药品的第一线。她不辞辛劳地奔走于大面积使用过化学杀虫剂的地区，亲自观察、采样、分析，而这些无疑进一步损坏着她已经患上癌症的身体。

1963 年，她在哥伦比亚广播公司拍摄的纪录片中，以沉着坚定的姿态，以确凿无误的举证，用无懈可击的阐述，表达了滥用农药给生态环境造成的严重后果，重申了保护人类生存环境的迫切要求。

不久，美国总统肯尼迪在国会讨论这本书，并成立了咨询委员会专门调查书中的结论，最后证实了蕾切尔·卡逊关于农药危害性的结论是正确的。1972 年，美国全面禁止 DDT 的生产和使用，美国相关的厂家开始向国外转移，但其后世界各国纷纷效法。目前几乎全世界都没有 DDT 的生产厂了。《寂静的春天》成为促使环境保护事业在美国和全世界迅速发展的导火线。

令人遗憾的是，蕾切尔·卡逊未能看到她所付出的努力对此后人类生态环境保护产生的重要影响和积极作用。在《寂静的春天》出版后几个月，她的疾病全面恶化。1964 年 4 月 14 日，蕾切尔·卡逊被癌症夺去了生命。但她对公众和政府加强对环境的关注和爱护的呼吁，最终促使了美国国家环境保护局的建立和"世界地球日"的设立。

延伸

近一百年来，随着社会的进步和化工行业的发展，以 DDT 等杀虫剂为代表的持久性有机污染物陆续被合成、生产及使用。这些物质虽然在某一方面具有良好的作用，但是它们通过各种环境介质长距离迁移并长期存在于环境中，具有长期残留性、生物蓄积性、半挥发性和高毒性，对人类健康和生态环境具有严重危害。

从蕾切尔·卡逊为了环保事业与固化的旧观念做斗争的案例中，我们看到了科学家的爱国精神。蕾切尔·卡逊怀着天降大任于斯的使命感，调查了 DDT 的毒性危害，并忍受着病痛完成了《寂静的春天》一书的写作。这个案例，一方面呼吁我们应更多地关注新型化学物的生态环境危害，另一方面也让我们学习到蕾切尔·卡逊热爱自然、保护生态和人类健康的决心。

（李冉）

13. 医圣——张仲景

名言

爱国的主要方法，就是要爱自己所从事的事业。

——谢觉哉

案例

张仲景（150—219），东汉南阳人，中国古代伟大的医学家，世界医学史伟人。

张仲景出生于一个没落的官僚家庭。其父张宗汉曾在朝为官，也因如此，他从小接触了许多医学典籍，"博通群书，潜乐道术"。自他从史书上看到了扁鹊望诊齐桓公的故事后，对扁鹊产生了敬佩之情，也为他之后成为一代名医奠定了基础。同乡何颙十分赏识他的才智和特长，曾经对他说："君用思精而韵不高，后将为良医。"（《何颙别传》）张仲景曾向同郡张伯祖学习医术，经过多年不断刻苦钻研和临床实践，名声大噪，果真成了名医，被称为"医中之圣""方中之祖"。这固然和他"用思精"有关，但主要是他热爱医药事业，善于"勤求古训，博采众方"的结果。

张仲景生活的东汉末年，是中国历史上一个极为动荡的时代，战乱频频，瘟疫流行，百姓流离失所，民不聊生。他的家族本是个大族，人口多达200余人，自建安初年以后，不到十年的时间里，有2/3的人因患疫症死亡，其中死于伤寒的竟占7/10。"感往昔之沦丧，伤横夭之莫救。"（《伤寒论·序》）于是，他发愤研究医学，立志做个能解脱人民疾苦的医生——"上以疗君亲之疾，下以救贫贱之厄，中以保身长全，以养其生"（《伤寒论·序》）。

相传汉灵帝时张仲景曾举孝廉，做过长沙太守。在长沙任太守期间，疫疠流行，许多贫苦百姓慕名前来求医。当时的封建时代有规定：做官的不能随便进入民宅，接近百姓。但不接触百姓，就不能为他们治疗，于是张仲景让衙役贴出安民告示，约定在每月初一和十五两天，大开衙门，不问政事，让有病的百姓进来，他则端坐在大堂上，挨个为群众诊治。他的举动在当地产生了强烈的震动，老百姓无不拍手称快，对张仲景更加拥戴。时间久了便形成了惯例。每逢农历初一和十五的日子，他的衙门前便聚集了来自各方求医看病的群众，甚至有些人带着行李远道而来。为纪念张仲景，后来人们就把医生在药铺里给人看病称为"坐堂"。

当时医家墨守成规，各承家技，却对疫疠无能为力。仲景有感于此，遂勤求古训，博采众方，精研《素问》《九卷》《八十一难》《阴阳大论》《胎胪药录》《平脉辨证》等，撰成《伤寒杂病论》十六卷。书中熔医经与医方于一炉。后经晋代王叔和整理成《伤寒论》《金匮要略》，流传千余载。目前普遍认为，《伤寒论》载方 113 首，《金匮要略》载方 262 首。其组方原则严谨，很多方剂至今仍在广泛应用，人尊其为"众方之祖"。书中创六经辨证，审因立法，依法定方，理法方药自成体系。可以说，这部医书熔理、法、方、药于一炉，开辨证论治之先河，形成了独特的中国医学思想体系，对于推动后世医学的发展起了巨大的作用。据史书记载，张仲景的著述除《伤寒杂病论》外，还有《辨伤寒》10 卷、《评病药方》1 卷、《疗妇人方》2 卷、《五藏论》1 卷、《口齿论》1 卷，可惜都已散失不存。然而仅此一部《伤寒杂病论》的杰出贡献，也足以使张仲景成为海内外景仰的世界医学伟人。

延伸

从张仲景在东汉乱世中用医术救治百姓的案例中，我们可以看出他的爱国精神。水能载舟，亦能覆舟。百姓好比水，国家是为舟，国家想要繁荣富强，生生不息，百姓是关键。因为热爱这个国家，所以不忍百姓处于水火之中，张仲景就是这样的爱国之臣。

从张仲景即使在朝为官也不忘记用自己的医术为百姓解除病痛，我们可以看出他的敬业精神。先天下之忧而忧，后天下之乐而乐，将解除百姓的疾苦作为自己的责任，为民除病，受民爱戴，仁心可见。"上以疗君亲之疾，下以救贫贱之厄，中以保身长全，以养其生"，表现了张仲景作为医学大家的仁心仁德。他在临证与治学中遇到任何疑问，即"考校以求验"，为后人树立了淳朴无华、勤恳踏实的学风。《伤寒杂病论》著述风格朴实简练，毫无浮辞空论，对后世中医著作影响甚大，堪称"方书之祖"，故该书所列的 375 首方剂被称为"经方"。

（陶方方）

第三章　敬　业 ▷▷▷▷

　　敬业是针对公民职业道德的核心要求。我们之所以要敬业，是因为国家的发展与社会的进步、团队事业的成功与组织目标的实现、个人作为与价值的实现，都有赖于此。敬业是人存在于发展的本质所在，恩格斯说过："劳动创造了人本身。"只有在劳动中，人才能找到自己生存发展的意义。在当代，中华民族要实现伟大复兴，同样需要艰苦奋斗，需要勤奋敬业，需要拼搏奉献。习近平总书记指出："幸福不会从天而降，梦想不会自动成真。必须依靠辛勤劳动、诚实劳动、创造性劳动。"因为，敬业就是实现中国梦的动力之源。

1. 中药静脉乳剂首创者——李大鹏

名言

希望是隐藏在群山后的星星，探索是人生道路上倔执的旅人。

——（丹麦）布拉赫

案例

李大鹏是我国第一种中药静脉乳剂的研制者、中药制药学界第一位工程院院士，也是成功将多项中医药研究成果产业化的企业家。他主持的"超临界二氧化碳萃取中药有效成分产业化应用"获得 2006 年度国家技术发明二等奖，这是中药技术成果首次获得的高级别国家技术发明奖励，代表着中药现代化向前迈进了一大步，开辟了巨大的产业化前景。

李大鹏自 1986 年开始研究"康莱特项目"，该项目先后被列入国家"七五""八五""九五""十五"攻关课题。李大鹏进行了康莱特的药效学、毒理学、一般药理学及作用机理的研究，还攻克了薏苡仁活性组分的提取分离和制剂从小试、中试到正式大规模生产的关键性技术难题，终于在 1995 年获得新药证书，投入批量生产和小范围使用。同时，他进行了康莱特单用、联合化疗、动脉介入治疗肺癌、肝癌，联合放疗治疗鼻咽癌，联合外科手术治疗肺癌等 7 个方案的三期临床试验。临床试验结果显示，康莱特均有显著疗效。

李大鹏 1977 年毕业于上海第一医学院药学系（现上海复旦大学药学院），被分配到浙江省中医院工作，开始了漫长的科研之路。他一直对古老的中医药有着浓厚的兴趣。他在筛选抗恶性肿瘤中药过程中发现，薏苡仁提取物与化学合成抗癌药物或是植物中提取的生物碱类抗癌药物不同，它既能抑杀肿瘤细胞，又能提高免疫功能。后来经过无数次的实验，李大鹏终于在薏苡仁中提取、分离到了一类结构式清晰、分子量明确的活性化合物，将其命名为甘油酯，最初的名称是"薏苡仁中性油脂"。

然而，就在李大鹏踌躇满志地开发薏苡仁提取物时，一场灾难骤然降临，差点断送了他的生命！

1989 年的一个夏日，李大鹏正专注于实验研究，实验室里用于提取薏苡仁油的 1 万升溶剂因高温发生爆炸。李大鹏全身 85% 的皮肤、肌肉、血管被烧伤！他不得不在医院和家里休养。当坐在轮椅上度日如年的时候，他想得最多的一个问题是：今后是靠国家养着，还是继续科学研究？

休养了两年多之后，李大鹏坐着轮椅又来到了久违的实验室，他那"弘扬祖国传统医药学，振兴民族医药工业"的理想又重新被点燃。强忍着伤痛，李大鹏带领助手经过300多天的日夜奋战，抗肿瘤中药静脉乳剂——康莱特注射液终于成功问世！这一科研成果打破了中药只能作为辅助药而不能直接杀死癌细胞的传统观念。

当时，科技部发出了科技人员自筹资金领衔创办科技企业的号召。李大鹏争取到了办厂批文，但却缺乏启动资金，于是悄悄将国外的叔叔给他买房的5万美金投入办厂之中，而当时他一家三代人仍挤在27平方米的斗室里。

1993年，历尽艰辛的李大鹏终于办起了公司。深受有机溶剂提取中药成分之害的李大鹏曾经发过誓：一定要改良薏苡仁油的提取分离工艺！与此同时，以超临界二氧化碳为萃取剂的超临界流体萃取技术，具有不燃、无毒等特性，非常适用于中药脂溶性有效成分的萃取分离，是当时国际上的研究热点，也被列为中药高效提取分离现代化的关键技术。李大鹏领衔承担了"超临界二氧化碳萃取中药有效成分产业化应用"国家重大科研课题，成功解决了超临界二氧化碳萃取中药有效成分中的关键技术难题，并将其应用于中药有效成分的提取分离，避免了传统工艺用有机溶媒提取中药有效成分带来的危害。

1999年，李大鹏成立了浙江康莱特集团，进行了薏苡仁油制剂的研究及质量标准的制定，成功研发出可供人体动脉、静脉输注的乳剂，填补了中药静脉乳剂的空白。该静脉乳剂各项指标完全达到国际同类剂型的质量标准要求，几项关键性指标均达到了国际领先水平。

2014年11月4日，美国FDA同意具有中国自主知识产权的抗癌中药康莱特注射液进入三期临床试验，这意味着康莱特注射液成为中国第一个在美国本土进入三期临床试验的中药注射剂。

延伸

从李大鹏研制康莱特注射液这个案例中，我们看到了科学家的敬业精神。康莱特注射液的研发过程历尽艰辛，李大鹏在实验爆炸中严重受伤之后，却依然坚持"弘扬祖国传统医药学，振兴民族医药工业"的理想，坐着轮椅，强忍着伤痛，继续回到实验室进行科学研究。在办厂缺乏资金的时候，宁可一家三代人挤在27平方米的斗室里，也要把家里买房子的钱用于科研，终于成功研发出可供人体动脉、静脉输注的乳剂，填补了国产静脉乳剂的空白。以上这一切都说明了，科学研究要有所成就，除了需要充分发挥自身的聪明才智、克服诸多困难、承受巨大的压力甚至做出巨大牺牲以外，还需要具有坚定的信念，坚持不懈，方可见到成功的曙光。

（吴素香）

2. 中医外科的鼻祖——华佗

名言

观察、试验、分析是科学工作常用的方法。

——李四光

案例

华佗是中医外科的鼻祖，他发明了麻沸散，开创了世界麻醉药物临床应用的先例。清代敲蹻道人所编著的《元汇医镜》专门记载了华佗的这一功绩，其云："佗字元化，沛国谯郡人也，精方药。若疾结于内，针药所不能及者，先以酒服麻沸散，遂刳破腹背，抽割积聚。若在肠胃，则截断湔洗，除去疾秽。既而缝合，傅以神膏，四五日创愈，一月之间皆平复。"西方直至 18 世纪初才有全身麻醉外科手术的记录，距离华佗发明并使用麻沸散足足晚了 1600 余年。

关于麻沸散的发明，民间传说颇多，现摘录一则。

东汉末年，魏、蜀、吴三国各称霸一方，战争不断，再加上天灾，士兵和老百姓受伤得病的很多。在行医的过程中，有个问题一直非常困扰着华佗，那个时代没有麻醉药，每当为受伤士兵进行剖腹、截肢等大手术时，伤员们大多忍受不了手术的痛苦，晕厥甚至死亡时常发生。为了减轻伤员的痛苦，华佗尝试了许多办法，可总是收不到预期的效果。但他并不灰心，在治疗中继续摸索和试验，下定决心要找到减轻伤者痛楚的办法。

有一次，华佗把候诊的病人看完，由于病人太多，感到十分疲乏，为了缓解疲劳喝了不少酒。没想到一下子醉得不知人事。家人急忙在他的人中、百会、足三里等穴位扎针，可是华佗仍没有丝毫反应。过了一整天，华佗醒来后，家人把他醉酒后扎针的经过说了一遍，华佗感到非常惊奇，难道醉酒能使人失去知觉吗？为了验证这一想法，华佗又做了几次醉酒实验，让家人再次给他施针，开始扎针时没知觉，针刺多了导致肌肉颤抖，才感觉有点痛。反复试验多次，华佗悟出酒有麻醉的作用，后来每次给伤病员做手术时，华佗就让病人先喝酒来达到麻醉的效果。可是有的手术，酒的麻醉效果并不是十分理想。

有一次，华佗行医时碰到一个病人牙关紧闭，口吐白沫，毫无知觉。华佗甚是奇怪，家属告诉他，这是因为病人误食了几朵臭麻子花（又名洋金花），才会出现这种情况。华佗赶紧找病人家属将臭麻子花拿来仔细看了看，又把花放在嘴里尝了尝，顿时觉得头晕目眩，满嘴发麻。华佗把臭麻子花背回家后，亲自尝试了臭麻子花的花、叶、果，还把根嚼了嚼。经过亲身体验，发现臭麻子果的麻醉效力最佳。华佗又到处走访了许多医生同行，收集各家行医经验，得到了一些有麻醉性的药物，经过多种不同配方的尝试，终于将麻醉药试制成功了，称之为麻沸散。为了取得更好的临床麻醉效果，华佗常以酒送服此药。

自从华佗制成麻沸散以后，手术时大大减轻了病人的痛苦。直到现在，人们都很怀念华佗，称他是中医外科的鼻祖。只可惜，麻沸散配方没有流传下来。

延伸

本案例为我们介绍了外科鼻祖华佗发明麻沸散的故事。从华佗发现酒具有麻醉作用，再到发现洋金花能麻醉，最后发明麻沸散的过程，为我们诠释了不断探索的科学精神。探索是做到理论与实践的统一。实践和理论是相辅相成的，理论指导实践，实践检验并不断丰富理论。探索是面对困难做出的主动出击，是对未知世界的揭示。探索必然包含着创新，创新不仅是理论的创新，更是实践的创新。因为探索的对象本是未知的，这就注定了探索之路必定是曲折的，需要经过一个辩证的过程。每一次否定看似挫败，但都是对以往经验的丰富，都是在探索中的前进。因此，华佗最初给病人动手术时，让病人先喝酒来减轻痛苦。但发现由于手术时间长，刀口大，流血多，仅用酒来麻醉并不能解决问题。这就是一个辩证的不断否定的过程，华佗在探索中不断前进，最终发明了麻沸散。

通过本案例，我们从华佗发明麻沸散的故事中诠释了不断探索的科学精神。我们的日常学习和临床、科研工作都是处于探索、碰壁、回馈、修改方案的不断循环，最终形成经验的过程，往往伴随着出现各种各样的问题，因此要有克服困难、善于发现、勇于创新、不断探索的科学精神。

（方一妙）

3. 扁鹊治病的故事

名言

夫有医术，有医道，术可暂行一世，道则流芳千古。

——明·赵献可

案例

据《史记·扁鹊仓公列传》载："扁鹊者，渤海郡郑人也，姓秦氏，名越人……以此视病，尽见五脏症结，特以脉诊而名声远扬。行医在齐，或在赵。"扁鹊受学于长桑君，并继承其医术，扁鹊成名后，周游各国，为人治病。

《史记·扁鹊仓公列传》中记录了扁鹊的三则典型医案，极好地印证了他的高超医术。一是"扁鹊诊赵简子"——晋国赵简子突然病倒，五天不省人事，在许多大夫都深感束手无策的时候，扁鹊详加诊察，预料其不出三日必醒，后来果然两日半就醒了；二是"扁鹊治虢太子尸厥"——虢国太子"暴死"，正当人们都以为他死了，忙于治丧时，扁鹊与其弟子恰好路过，认为虢太子并没有真正死去，并自荐为其治病，引来旁人的嘲笑，扁鹊对其进行针灸、服药后，虢太子果然苏醒了；三是"齐桓侯讳疾忌医"——扁鹊通过望诊认为齐桓侯身体有病，提醒他及早治疗，但齐桓侯不听扁鹊的多次劝告，最终导致病入骨髓无法医治而身亡。

扁鹊云游四海，既为君侯看病，也为百姓除疾。在邯郸时，听说当地人尊重妇女，就当起了妇科医生；在洛阳时，听说当地有敬爱老人的风俗，就当起了老年病医生；在咸阳时，听说秦人向来爱护小儿，就当起了儿科医生。扁鹊随俗为变，妇老幼各科皆精通。他在行医中根据当地民俗，尽心竭力地为老百姓去除疾患，不仅展现出其具有的精湛医术，这些医学实践正是他乐思好学医学追求的体现，也是他开拓进取的治学精神的展示。这些医学理念成为古代医家一直恪守的治学态度，也是今天医学者必须具备的职业理想和医德信念。扁鹊尊重生命，更多的是担心面对诸多的病症却束手无策，没有行之有效的治疗方法，因此提出了"六不治"的医学理论，即《史记·扁鹊仓公列传》中载："骄恣不论于理，一不治也；轻身重财，二不治也；衣食不能适，三不治也；阴阳并，脏气不定，四不治也；形羸不能服药，五不治也；信巫不信医，六不治也。"书中提醒人们重视生命，切勿讳疾忌医、骄横跋扈、轻身重财、愚昧迷信，以免病情加重，错过最佳治疗时机。

"医乃仁术"这一思想源于中国古代传统道德和医家救死扶伤的实践总结，根植于传统文化的土壤之中。《史记·扁鹊仓公列传》中扁鹊的事迹体现了中国传统医德的文化底蕴及根源，随着时间的流逝更突出了其中的价值，是今天医学者值得传承的人文精神与职业素养，值得我们认真体会和深刻反思，并将这份宝贵财富继续传承和发扬光大。

延伸

从扁鹊治病以及提出"六不治"医学理论的案例中，我们看到了行医者的敬业和诚信。医生作为一种特殊职业，担负着维护和促进人类健康的使命。敬业和诚信作为行医者最重要的医德品质，千百年来无论是《希波克拉底誓言》还是孙思邈的《大医精诚》，都强调了医德医术对医疗工作的重要性。因此，医生在职业活动中，不仅在医疗技术上要逐渐达到顶尖水平，而且面对无助的患者还要有高度的责任心和高尚的道德情操，这是一个医生的医德原则和职业规范的基本要求。只有这样才能使自己成为德才兼备的医学人才，担负起"救死扶伤，治病救人"的光荣使命，也才能成为一个受人民群众尊敬和爱戴的好医生。

（吕立江）

4. 儿科大家——钱乙

名言

谁肯认真地工作，谁就能做出许多成绩，就能超群出众！

——（德）恩格斯

案例：

钱乙的一生，可谓是"专一为业，垂四十年"的一生。

钱乙（约 1032 — 1113），字仲阳，祖籍浙江钱塘，后迁到今山东东平，是北宋时期著名的儿科学家。其父亲名为钱颢，擅长针灸治疗，极爱喝酒，又好游历，在钱乙 3 岁的时候，竟然一去不回。钱乙母亲又很早就去世了，于是年少时钱乙便成了孤儿。姑母可怜他，令其跟随姑父学习针灸。钱乙学医非常勤奋刻苦，又爱博览诸家医书，尤其对儿科著作《颅囟经》更为推重，并以此书作为指导，精专儿科，终于成为名满天下的儿科大家。

在古代，从医者皆认为小儿的疾病最难诊治。小儿的脉象微弱难以发现，诊病时又多有啼哭，单靠脉诊较难辨证施治，这是其一；小儿哭哭笑笑，喜怒无常，单靠望诊了解病情也有困难，这是其二；小儿年幼不能说话，就算会说话也语焉不详，不能采信，单凭问诊更是困难，这是其三；小儿脏腑柔嫩，虚实寒热容易变化，稍有不慎，病情便会恶化，这是其四。因此，钱乙在行医过程中曾说过："脉难以消息求，证不可言语取者，褓褓之婴，孩提之童，尤甚焉。"为了攻克这道难题，钱乙花了将近四十年的时间，刻苦研学《内经》《伤寒论》《神农本草经》等书籍。此外，他还把自古有关儿科的所有医学资料一一收集，加以钻研。钱乙受到《颅囟经》的"小儿纯阳"之说的启发，结合自己的临床实践及辨证施治的经验，摸索出一套适用于小儿的"五脏辨证"法。自此，世人多谓其"治小儿该括古今，又多自得"。

宋神宗年间，钱乙去汴梁（今开封）行医，不多时便誉满京城，而且因为治好了皇族的疑难疾病，得到了皇帝的赏识。钱乙品德高洁，从不自持名声响亮而去中伤其他医家，因此受到众医家及病家的尊敬和信任。此后，上至皇亲国戚，下至市井百姓，都愿意到他那里诊病。钱乙不分贫贱富贵，皆视同一律，认真诊治，并授之于药，所以众病家均满意而归。钱乙 40 岁左右已然成为著名的儿科医生，后来被朝廷召为医官，继则提升为太医丞。

钱乙研习中医药，不拘一格，善于拆解古方，创制新方。如他发明的六味地黄丸，由熟地黄、山药、山茱萸、茯苓、泽泻、丹皮六味中药组成。此方源于张仲景的崔氏八味丸，将八味肾气丸（干地黄、山茱萸、薯蓣、泽泻、丹皮、茯苓、桂枝、附子）加减而成，作为儿科滋补的方剂。此外，钱乙还创造了许多有效的药方，如痘疹初起的升麻葛根汤，专治小儿心热的导赤散，治小儿肺盛气促咳喘的泻白散，治肝肾阴虚、目鸣、囟门不闭的地黄丸，治脾胃虚寒、消化不良的异功散，治肺寒咳嗽的百部丸，还有治疗寄生虫感染的安虫散、使君子丸等，至今仍是中医临床常用的名方。

钱乙在实践中认识到，小儿"脏腑柔嫩"，"五脏六腑，成而未全，全而未壮"，"易虚易实，易寒易热"。所以，要解决儿科疾病难以诊治这道难关，必须对小儿的生理、病理有正确而全面的认识。他根据多年的临床经验，逐步摸索出了一套完整的诊疗方法。在诊疗方面，他主张从面部和眼部观察小儿的内脏疾病，如"左腮赤者为肝热，右腮为肺，目内无光者为肾虚"等；在用药方面，他极力反对"妄攻、误下与峻补"，主张"柔润"的原则。

钱乙学术思想的形成，是儿科学发展史上一个重要的里程碑。至此，中医儿科学自隋唐时期的雏形，到北宋年间已发展成一门专科，并奠定了儿科后世发展的基础，对祖国儿科医学的发展产生了深远的影响。

延伸

钱乙的成功，不仅仅是因为他有着精湛的医术、高尚的医德，更因为他的敬业精神！从钱乙的生平描述我们可以看出，他之所以能成为"大国医"，和他"专一为业，垂四十年"，从小博学善思，刻苦努力，有着极强的求知精神是分不开的。他不辞艰辛困苦，多方求学，善于总结前人经验，但又不禁锢于传统，结合实际，客观求实，创下了自己的著作。

"爱岗敬业"是现代社会最为普遍的工作精神，它看似平凡，实则伟大。敬业就是要脚踏实地，一步一个脚印地做好本职工作；就是要认真对待自己的工作，对自己的工作职责负责到底，无论在任何时候，都尊重自己岗位的职责，对工作勤奋努力。"爱岗敬业"不光是嘴上说说，要树立"干一行、爱一行、精一行"的工作信念，增强工作责任感和主动性，其精髓就是做好自己的本职工作。只有爱岗敬业的人，才会在自己的工作岗位上兢兢业业，不断地钻研学习，才有可能认识到以往工作的不足，改进工作，取得成绩，并为社会、为国家做出贡献。

医学这个职业工作繁重，责任重大，技术性强，回报不多，要做到"敬业"确实不容易，有些年轻人碰到一点压力就觉得人生黑暗，遇到一点挫折就觉得社会不公，其实这都是为自己不努力工作而找的理由。人活在这个世上，总要有个人生目标，既然我们选择了医学这个职业，何不将它作为自己的人生依托？把医好每一位患者作为自己奋斗的目标，勤奋努力，兢兢业业，纵然不能成为医学界的参天大树，亦能为医学事业增添一丝新绿！

（凌剑蓉）

5. 第一部中医妇科专著《妇人大全良方》

名言

勤求古训，博采众方。

——汉·张仲景

案例

陈自明，南宋医学家，字良甫，江西抚州临川人。陈自明出生于中医世家，从小随父学医。14 岁时已通晓《黄帝内经》《神农本草经》《伤寒杂病论》等经典医学著作，并与祖传经验结合，在临床实践中加以应用。由于其医术精湛，医德高尚，后与崔嘉彦、严用和、危亦林、龚廷贤、李梴、龚居中、喻昌、黄宫绣、谢星焕并列为江西历史上十大名医。

陈自明任建康明道书院医学教授之职时，发现以前的医书中关于妇产科的内容"纲领散漫而无统，节目详略而未备"，因此潜心钻研中医妇科，遍览医籍，博采众长，结合家传验方进行整理，于 1237 年编著我国历史上最早的一部妇科专著《妇人大全良方》。该书是对前人成就及作者临床经验的总结，内容丰富，在理论上和实践上形成完整的体系，学术价值和实用价值很高，是中国第一部完善的妇科学专著，为促进中医妇科学的发展做出了重要贡献。后世高度评价这本书："自明采摭诸家，提纲挈领，于妇科证治，详悉无遗。"

陈自明提出"妇人以血为根本"的学术观点，突出冲任损伤的病机。对情志所伤而致的经闭，他反对盲目滥用凉血行血之剂，主张患者改易心志，同时用药扶持，擅长使用柏子仁丸（柏子仁、牛膝、卷柏、泽兰叶）、泽兰汤（泽兰叶、当归、芍药、甘草）等制虚火、益阴血；对于风冷客于胞络而经水不利者，主张以牛膝散（牛膝、桂心、炒赤芍、桃仁、玄胡索、当归、牡丹皮、木香）治疗；经行腹痛者，宜温经汤（当归、川芎、芍药、桂心、牡丹皮、莪术、人参、甘草、牛膝）、桂枝桃仁汤（桂枝、芍药、生地黄、桃仁、甘草）等。

陈自明的医疗思想非常积极，认为"世无难治之病，有不善治之医；药无难代之品，有不善代之人"。他治病不论贫富，一视同仁，随到随诊，对特殊困难者不取分文。当时有的医生得到一两个验方，就秘不外传，而陈自明却广罗医书，精研细琢，绝不藏私，将自己家传的许多验方糅合于书中，公之于世，深为人们所称道。正如他在《外科精要》自序中云："仆三世学医，家藏医书若干卷，既又遍行东南，所至必尽索方书以观，暇时闭关静室，翻阅涵泳，究及末合。"

延伸

陈自明提出"妇人以血为根本"的学术观点，突出冲任损伤的病机，妇科疾患又多见肝郁气滞之征，故他反对盲目滥用凉血行血之剂，主张患者必须改易心志，同时用药扶持，充分体现了辨证思维的中医智慧。陈自明汇集和系统总结了南宋以前40余种医籍中有关妇科的理论和临证经验，于1237年编著了《妇人大全良方》。全书分9门，共260余论。这本书是中医妇产科史上划时代的著作，而陈自明本人刻苦钻研的医学精神和高尚的道德风范更为后人传诵。

（应敏丽）

6. 前赴后继——外科无菌术发展史

名言

一个人如果对自己的职业坚信不疑，不心怀二志，他的心里就只知道有这个职业，只承认这个职业，也只尊重这个职业。

——（德）托马斯·曼

案例

在 19 世纪以前，绝大多数外科手术还没有麻醉和无菌术的概念，那是一个无法想象的时代。

1.operating theatres。如果直译这两个单词的话，是"操作剧院"，而实际上这是"手术室"的英文表达！正如它的名字中带有 theatres（剧院）一样，那个时代的手术室设计得真的跟剧院一样，医生们在正中央的手术台上进行手术，周围一群人跟看戏一样观摩手术。伴随着患者的鬼哭狼嚎声，医生们在没有麻醉剂的情况下迅速地开展手术。在当时的环境之下，医生讲求的是手术的速度，而治疗效果和术后生存率都不是医生能控制的。

2. "可称道的脓。"现在我们知道，如果伤口出现脓液，这无疑是感染的标志之一。然而，在古代，伟大的医学之父希波克拉底提出："如果脓液是白色且没有进攻性的，那么，健康就会随之而来。"这番言论曾深深影响了上千年的医学史，外科医生们曾把"化脓对伤口的愈合是必要和有益的"奉为教条！人们甚至相信脓液来自污血，还发展出"可称道的脓"的理论。

3. 母亲的鬼门关。现在很多孕妈妈们在分娩时会选择剖腹产，似乎这比自然分娩痛苦小许多。然而，在 19 世纪以前，剖腹产简直就是母亲的鬼门关！因为在这之前，医生们的头脑中，根本没有消毒和无菌的概念，很少有母亲成功存活的剖腹产记录，甚至当时的很多权威医生都认为，剖腹产手术不可避免地导致母亲死亡。此外，导致产妇死亡的另一个原因就是发生率极高的产褥热。而改变这种惨状的，是匈牙利的产科医生，伊格纳茨·塞麦尔维斯（Ignaz Semmelweis）。

塞麦尔维斯于 1818 年出生在布达佩斯附近的小城中。在获得医学博士学位后，他成为维也纳综合医院第一产科诊所的产科医生。这家医院有两家产科诊所，第一产科诊所除了负责产妇的分娩之外，还承担着教学的任务；而第二产科诊所只负责产妇的分娩。

塞麦尔维斯工作之后惊奇地发现，在第一诊所里经过医生或者医学生接生的产妇，因产褥热死亡的比例高达 13% ～ 18%，而在第二诊所经过助产师接生的产妇，产褥热的死亡率只有 2%。这个现象让塞麦尔维斯百思不得其解，直到有一天，他的一个朋友在解剖尸体时划伤了手指，很快这个朋友表现出类似于产褥热的症状，没过多久就去世了。朋友的离去让塞麦尔维斯突然意识到，第一诊所产褥热的高死亡率可能跟医生有关。因为这些医生常常在解剖完尸体之后，手也不洗就奔赴产房接生了。为了验证自己的这个想法，塞麦尔维斯专门设计了一个实验，比较的就是负责接生的医生是否洗手对产褥热死亡率的影响。果不其然，如果医生在接生之前用漂白粉（次氯酸钙）溶液洗手，那么产褥热的死亡率就会猛降到 2%。再后来，塞麦尔维斯开始用漂白粉清洗手术器械，这让产褥热的死亡率进一步降低到了 1%。第一诊所的产褥热死亡率竟然比第二诊所的死亡率更低了，这简直是令人欢欣鼓舞的事情。然而，塞麦尔维斯的领导们并不支持他的结论。因为，这似乎是把产妇的死亡怪罪在医生头上，医生是治病救人的，怎么能害死了产妇呢？此外，当时盛行的病因学理论是瘴气论，也就是空气中的有毒物质是感染的源头，与塞麦尔维斯提出的接触感染也是相违背的。总之，塞麦尔维斯提出医生在给产妇接生前用漂白粉洗手、清洗医疗器械的做法，在当时"正统"的医生看来，就是离经叛道！在维也纳综合医院备受冷落的塞麦尔维斯，不得不回到了布达佩斯，先后在一家医院做产科主任和一所大学做教授。

不论职位如何变化，唯一不变的是，塞麦尔维斯始终不遗余力地宣传他的理论。1861 年，他出版了《产褥热的病因、概念和预防》一书，然而这本书也没有被多少医疗机构所采纳。在此书出版后的第四年，塞麦尔维斯就去世了。但就在他去世的同一年，一台载入史册的手术开始了，实施手术的正是外科消毒手术之父、英国外科医生约瑟夫·李斯特（Joseph Lister）。从这台手术开始，消毒、防腐的概念才真正进入医学史。

1865 年 8 月 12 日，一个名叫格林利斯（Greenlees）的小男孩，因为被马车撞伤而被送到了李斯特所在的格拉斯哥皇家医院。当时，这个不幸的小男孩儿左脚上破了一个非常大的口子，断裂的胫骨就从这伤口中穿了出来，情况非常严重。

如果再按照"可称道的脓"那一套理论来治疗，这个小男孩儿可能就这么默默地死去，不会在历史的长河中泛起任何水花了。幸运的是，李斯特医生帮他把骨头接上之后，又用浸过亚麻籽油和石碳酸（苯酚）溶液的绷带包扎伤口，然后再将受伤的左腿固定，保持 4 天不动。之后每隔一段时间就重新包扎伤口，直到伤口愈合。6 周以后，这个小男孩的骨折痊愈了，李斯特的手术也成功了！

至于为何李斯特会联想到用石碳酸浸过的绷带包扎伤口，则要归功于法国的微生物学家路易·巴斯德（Louis Pasteur）。李斯特在读了巴斯德关于酿酒酵母的论文后深受启发，认为防治术后感染的最好方法，就是在细菌进入暴露的伤口之前就把它消灭掉。而在当时，石碳酸已经被人们用到了污水处理中，这就是现成的消毒剂。在这之后，李斯特又开展了很多例石碳酸消毒处理的外科手术。直到 1867 年，这位严谨的英国医生才把自己的研究成果发表在了《柳叶刀》杂志上，系统地介绍自己的经验。李斯特指出，细菌感染是病原因素。在伤口愈合期，感染和化脓都是不正常的，并且没有任何益处。他毫不留情地批判、蔑视"可称道的脓"的旧理论。随后，李斯特又提出外科医生在手术时用石碳酸溶液洗手、给患者用石碳酸冲洗伤口，再用石碳酸浸过的纱布包扎等消毒和防腐的方法。然而，李斯特的这些理论并没有在一开始就受到医学界的欢迎。直到1870 年，普法战争爆发，在战场上的实践才让他的理论得到了认可。当时的德国（普鲁士）军医采用了李斯特的理念，而法国军医则忽视了李斯特的方法，结果是德国军医的治疗效果比较好。李斯特也因为自己的伟大发现而被维多利亚女王授予了男爵的爵位，还获得了普鲁士的最高勋章 Pour leMérite。

到了 19 世纪后期，外科医生们已经用上了各种各样的防腐剂和防腐术。口罩、橡胶手套和手术衣的使用，也减少了感染的风险。手术室的环境也不再像之前的"operating theatres" 那样杂乱无章了，取而代之的是干净整洁、有供暖和通风的手术室。这一切的进步都让手术的感染率大大降低。无菌术的雏形就这样形成了。

延伸

从无菌术的发展史这一案例中，我们看到了医学先驱者们的敬业精神。文明的发展总是从愚昧无知到科学理性，从杂乱无章到井然有序。在这个过程中，新旧理念的交替，必然饱含了各种斗争和牺牲，最终真理得见光明，无菌术概念从无到有。塞麦尔维斯和李斯特在当时恶劣的医疗环境下，时不时还被周围人嘲笑，尽管如此，他们仍坚持实事求是，为追求真理而拼命工作研究，如此坚毅勇敢、敬业求真的精神值得我们每一个人学习。

本案例还揭示了诚信的重要性，试想如果塞麦尔维斯和李斯特在受到当时权威人士压迫时做出妥协，那无菌术理论就不可能在那个年代出现。正是因为他们对于真理的坚持，为人处事真诚诚实，尊重事实，实事求是，最终有了无菌术理论，这不就是诚信的体现吗？在钦佩他们之余，我们更应该学习他们的精神，为祖国的医疗昌盛、为实现"中国梦"而助力。

（姜斌骅）

7. 精神分析创始人——西格蒙德·弗洛伊德

名言

> 一种科学要对人类的知识有所贡献，也不必勉强人家信服。坚信不坚信，要看成绩，它能够耐心等待用自我的研究成果来引起大家的注意。
>
> ——（奥地利）弗洛伊德

案例

西格蒙德·弗洛伊德，1856 年出生于弗莱堡。1873 年，他进入维也纳大学学医，专攻精神病学，后开始从事精神分析研究。精神分析学产生于动荡不安的 19 世纪末 20 世纪初，这也是一个科学变革的时代。弗洛伊德的一生，经历了许多具有世界历史意义的重大事变。他目睹了人类历史上的战争、流血、厮杀等人性的阴暗面，亲身遭受了统治政权残忍的民族歧视和迫害，他的四个姐妹都死于纳粹集中营，曾经举家流亡英国。这些惨痛的经历影响了他对人性的看法，从而影响了他的思想理论的形成和发展。同时在科学技术发展的共同作用下，经过长年累月的执着探索，他建立了自己的精神分析理论学说。

弗洛伊德的精神分析理论是在对精神病人的长期诊治过程中逐步形成的。从维也纳大学医学院毕业后，弗洛伊德留在布吕克教授的生理研究所工作。他一边从事研究工作一边担任大学助教，因当时他有着重大的经济负担，于是改行做了专职医生。"不幸的被迫从医"却为他创立精神分析学奠定了基础，医学实践为他日后所开展的精神分析工作提供了丰富的经验。临床医疗工作是理论知识同具体实践相结合的必经之路，也是他从事精神分析工作不可或缺的基础。弗洛伊德最初是作为一个神经病学家和精神科医生来从事研究的。他和当时最著名的神经病学专家沙可一起致力于研究女性的歇斯底里病症。这期间他还首创了被称为"自由联想法"的心理疗法：通过催眠让患者进入无意识的状态，把被压抑的并且引起患者异常行为的原因回忆起来，从而宣泄内在的苦楚，使患者得到康复。在这过程中，他看到了催眠术的神奇功能和精神刺激对于身体的控制作用。在此基础上，弗洛伊德便开始思考无意识存在的可能性，而这种所谓的无意识所起的作用与有意识的思考有着本质的区别，对于这种无意识的精神现象的深入研究成为弗洛伊德精神分析学的出发点之一。在此基础上，他提出了无意识和心理结构学说，否定了传统心理学"心理的即意识的"观念，把人的心理结构划分为意识、前意识和潜意识三个层面，并认为潜意识才是心理学的主要研究对象。弗洛伊德发现精神病人在接受精神分析治疗时，常常会将自己的症状与自己的梦一起提及，因此弗洛伊德认为梦本身也具有重要的意义，可以成为精神分析的对象。他认为梦就是指那些存在于我们潜意识中的被压抑的欲望以梦的伪装形式出现来得以满足的过程。也就是说，人的各种本能欲望被压抑在潜意识里，平时由于心理检查者的严格把关进入意识领域，而人在睡眠状态下心理检查会处于松弛状态，于是潜意识里的那些本能欲望就会千方百计进入梦中，寻求发泄。由此可见，弗洛伊德的早期医学实践是其精神分析理论的形成和发展不可或缺的实践来源。

少年时代的弗洛伊德对战争有着浓厚的兴趣，他曾经幻想自己长大能成为一名将军，但后来这个愿望在他 23 岁时参军一年后就逐渐消失了，取而代之的是探索人类战争的残杀之谜。后来他又经历了美西战争、日俄战争和第一次世界大战，尤其是一战的爆发给弗洛伊德的精神上带来了巨大的震撼，因为他自己就是这次战争的直接受害者——一个惨遭迫害的犹太民族成员。他对战争是深恶痛绝，几个儿子都被迫上战场，自己因没有足够的食物而忍受着饥饿。战争使数以万计的人受到精神创伤，从而导致精神疾患发病率的猛增。战争中的疯狂杀戮和人类的尚武嗜血让弗洛伊德开始思考：人们为什么会在战争中丧尽天良、互相残杀？人类战争的根源究竟何在？弗洛伊德感到人的本性中可能蕴藏着某种侵略本能和自我毁灭本能，这也就是他提出的死亡本能。依据这种看法，他修正了以前的本能学说，提出了具有两极性的两类本能学说，即生的本能和死的本能学说。弗洛伊德认为战争的不可避免是因为它根植于人类的死亡本能，是人体内破坏本能冲动向外界的转移。随着研究的不断深入和理论的臻于完善，《自我与本我》一书在 1923 年发表，从而进一步完善了他早期的人格理论："本我、自我、超我"三个术语，分别对应早期的"意识、前意识、潜意识"。"本我"包含人的原始本能欲望和冲动；"自我"代表理性和判断，它既要满足本我的要求，又要使其符合现实，为社会风俗习惯、伦理道德所容许，调节两者的冲突；"超我"则代表了良知，是一种对本我的道德限制，与本我总是处于一种对立的状态，它引导自我去限制本我的冲动。通常，这三者需要保持在一种和谐的平稳状态，而它们关系的失调往往是造成人行为失常的根源。

1939 年，弗洛伊德与世长辞，但精神分析的发展并未止步不前，被其后继者不断发扬光大。弗洛伊德被认为是对世界影响最大的三位犹太人之一（另两位是马克思和爱因斯坦）。1999 年美国《时代周刊》列出 20 世纪对人类社会影响最大的 100 位思想家，弗洛伊德和皮亚杰以心理学家身份入围。弗洛伊德的《梦的解析》与达尔文的《物种起源》及哥白尼的《天体运行论》并列为引领人类三大思想革命的著作。"精神分析运动"已跨过 100 多年的历史长河，弗洛伊德的逝世并不意味着这场运动的终结，相反，这一运动在今天仍然流派纷呈、欣欣向荣，可见精神分析的强大生命力，这在学术史上几乎是绝无仅有的。

延伸

从弗洛伊德创立"精神分析"理论的这个案例中，我们看到了他的敬业精神。从这个案例中了解到"精神分析"理论从萌芽到建立的历程，切身体会到弗洛伊德的艰难。

研究后期面临战争的残害及精神上的巨大折磨，他依然保持初衷，坚定不移地不断探索、研究、实践，并逐步完善"精神分析"理论。纵使遭遇种种负性生活事件，弗洛伊德也没被"击垮"，反而更加坚定了他的意志，使其运用科学的方法和思维去认识事物和问题，并创立了"精神分析"理论。

从这个案例中，我们还看到了他的友善。战争爆发时，数以万计的人受到精神创伤，使精神疾患发病率猛增，而他开始意识到自己的发现具有更加广泛的意义，并启发了他对人性更深一步的思考，逐渐完善、丰富理论内容，最终为有心理治疗需求的患者带来了治愈的希望。

（邹莹）

8. 从砒霜到"三氧化二砷"的历程

名言

> 药能活人，亦能杀人，生死关头，间不容发，可不慎欤。

——清·刘昌祁

案例

砒霜（Arsenic），又称信石，其主要成分为三氧化二砷（As_2O_3）。As_2O_3 的纯品为白色结晶性粉末，易升华；微溶于水，较难溶于酸中，但又能溶于盐酸，生成三氯化砷或其他砷化合物，易溶于碱。不纯的砒霜往往带有红色或红黄色的块状结晶或颗粒，其中含有少量的硫化砷，俗称红砷。砒霜属传统中药的一种，具有祛痰止哮、截疟、蚀腐、杀虫等功效，主治寒痰哮喘、疟疾、休息痢、梅毒、痔疮、瘰疬、走马牙疳、癣疮、溃疡腐肉不脱等症。《本草纲目》记载，砒霜有剧毒，是被我国列入严格管理的 36 种毒性中药之一。砒霜的毒性很强，进入人体后能破坏某些细胞呼吸酶，使组织细胞因缺氧而死亡；对胃肠黏膜具有强烈刺激作用，可使黏膜溃烂、出血；亦可破坏血管，诱发出血，损坏肝脏，严重者会因呼吸和循环衰竭而死。As_2O_3 中毒量为 0.005～0.05g，致死量为 0.1～0.2g。由于毒性强烈，砒霜被人们看作是一种杀人的武器。两千多年来，砒霜常与"中毒""暴死"这样的词汇联系在一起，因而"声名狼藉"。

虽然砒霜毒性很强，但利用好了却是良药。在西方，砒霜入药可以追溯到古希腊名医希波克拉底（医药之父，前460—前370）时代。在我国古代有应用砒霜等砷类药物以毒攻毒，治疗包括肿瘤在内的恶疾的记载。1972 年，哈尔滨医科大学率先从中医验方中发现了砒霜的主要成分亚砷酸对急性早幼粒细胞白血病（APL）的疗效。哈尔滨医科大学附属第一医院张亭栋教授是使用砒霜治疗白血病的奠基人。张教授主要从事白血病中西医结合治疗及其机理研究。在巡回医疗过程中，张教授的同事韩太云药师从民间中医得知可用砒霜、轻粉（氯化亚汞）和蟾酥等治疗淋巴结核和癌症。1971 年 3 月，韩太云将它们改制成水针剂，称为"713"或"癌灵"注射液，通过肌肉注射用于某些肿瘤病例治疗，曾在当地风行一时，但因毒性太大而放弃。此后，张亭栋与韩太云合作继续此项工作。在后续抗白血病研究中，他们发现只要有砒霜就有效，而轻粉和蟾酥无治疗作用，反而会带来肾脏毒性和升高血压的副作用。由此确认砒霜的主要成分 As_2O_3 是该制剂中治疗白血病的有效成分，其对 APL 的治疗效果最好。20 世纪 90 年代中期，上海第二医科大学附属瑞金医院的王振义、陈竺、陈赛娟、陈国强等科学家，就其机理进行了深入研究，发现亚砷酸注射液能诱导、分化急性早幼粒细胞，促进肿瘤细胞凋亡，使其走向程序化死亡"自杀"之路，研究结果在国际权威的《血液》杂志上发表了一系列论文，此项发现被认为"在国际血液学上掀起了一场革命"。

APL 曾是一种极为凶险、死亡率很高的恶性血液疾病。陈竺团队应用全反式维甲酸（ATRA）和 As_2O_3 对 APL 进行联合靶向治疗，使得这一疾病的 5 年无病生存率跃升至 90% 以上，达到基本"治愈"标准；并揭示了 ATRA 和砷剂分别作用于 APL 致病分子 PML/RARα，从而将白血病细胞诱导分化和凋亡的分子机制。这是一项真正的结合临床医学与基础生物学的研究，是东方传统医学和西方医学结合的典范。

2016 年 12 月，美国血液学会（ASH）为来自上海交通大学附属瑞金医院上海血液学研究所的陈竺教授和巴黎圣路易医院的 Hugues de Thé 教授颁发了欧尼斯特·博特勒奖，以表彰他们在急性早幼粒细胞白血病基础和临床研究中所取得的突出成就。砒霜在陈竺教授手中，完成了从毒药到良药的华丽转身，不仅凸显了中医药的现代临床应用价值，更向全世界展示了中国古代文明的伟大智慧。

延伸

毒药砒霜成为抗白血病良药的过程，向我们展示了砒霜具有要人命和救人命的两面性，提示我们药物具有偏性，但只要善加利用，却可以以偏制偏，发挥其巨大潜能。作为当代中医药人，我们要善于从传统中医药理论中汲取营养，尊重客观事实（如砒霜有毒但治疗血液病有效），运用现代科学技术，在传承的基础上创新发展，共同协作，不断探索，从而产生原创成果。

（楼招欢）

9. 输血疗法的开拓者

名言

科学就是不断的认识，不仅是发现，而且是发明。

——（俄国）鲁巴金

案例

1799 年 12 月 1 日，美国第一任总统乔治·华盛顿（George Washington）被咽喉处传来的一阵剧痛惊醒，他遭遇了人生中最后一次感冒。早上 6 点，聚集在国父身边的医生们协商一致，同意采取放血疗法。先是放血 18 盎司，病人的情况并没有发生明显好转，于是，又放了两次。之后没过多久，华盛顿开始喘不过气来，医生们为他切开气管。紧接着是第四次放血。然而，这一切都是没用的。当天晚上 10 点，在累计放血 120 多盎司（约 3.57 升）之后，华盛顿死了。随着整个国家开始对总统的哀悼活动，有人打算寻找办法让华盛顿起死回生。这个人叫作威廉·松顿，是美国国会大厦的建筑师，也是位医生。松顿认为，如果血液和空气能够重回到前总统的体内就可以使其重生。他提出用羊羔温热的血为死去的总统输血，但这主意迅速遭到了华盛顿家人的反对。

松顿说的"输血疗法"在现代社会已经很普遍，但是在当时还是大胆的假设，古代中世纪涉及的输血都是食入为主而不是输入。然而，松顿并不是第一个建议用动物输血的医生。早在 1665—1668 年，在哈维血液循环系统理论发表 25 年后，欧洲就开始了输血的各种尝试。英国和法国的科学家成功将各种液体（葡萄酒、啤酒、牛奶等）注入动物的血管中，然而，两国科学家对犬科动物相互输血的实验得出了两种截然不同的结果。再后来，年轻的法国内科医生让·巴蒂斯特·丹尼斯忽然间就把动物的血输到了人身上。那是 1667 年 12 月，一个寒冷的日子里，丹尼斯把一只羊羔的血注入了一个 15 岁高热 1 个月、精神萎靡、记忆力消退、身体沉重的男孩的血管，男孩活下来了，甚至出现了久违的笑容，精神兴奋，自身感觉手臂有点热。现在的研究已经表明，当初这个男孩自身感觉的手臂有点热，实际上就属于不是很严重的溶血性输血反应。动物和人隶属不同的物种，两者之间的输血风险极大，会引起严重的溶血性输血反应，能忍受这种免疫反应而侥幸活下来的患者不多。这也预示着丹尼斯第二次给人输血实验的失败。另一次输血实验的对象是个 34 岁的精神病人，一个名叫安托万·莫里的男人。丹尼斯割开一头小牛的血管，用绳子把鹅毛管捆绑在一起，装配成了一个基本的输血系统。然后，他把超过 10 盎司的小牛血输到莫里的手臂中。第二天早上，有迹象显示这种输血好像有点儿用，或者害不死人。然而经过多日多次输血之后，莫里还是死了，很快，丹尼斯被控谋杀。

幸运的是，最后警察查明莫里是死于砒霜中毒（妻子谋杀），与丹尼斯并没有关系。但这件事情仍然断送了丹尼斯的职业生涯。更糟的是，临床输血这项尝试的失败彻底引起了巴黎医学会成员的反感。法国法庭更是当庭宣布若无巴黎医学会的预先授权，将来的任何针对人类的输血行为都将被视为非法。两年后，也就是 1670 年，法国议会通过了禁止输血的法案。与此同时，英国、意大利乃至整个欧洲，输血实验都被禁止了。这一禁，就是 150 多年。直到 1900 年，卡尔·兰德斯坦纳（Karl Landsteiner）发现血型和二战期间血库的建立才真正意义上推动了临床输血这项医疗技术的发展。

延伸

从这个案例中我们看到了输血疗法的诞生、发展和停滞，这不仅体现了科学家探索、批判、求实的精神，更是其敬业精神的集中体现。一个有敬业精神的人才会有创新的思维、质疑的精神和探究的动力，才能在工作过程中大胆探求、不断尝试和努力创新。

案例中华盛顿究竟是死于疾病还是放血造成的严重失血，已经无法考证。不过现在很多学者都倾向于华盛顿患有简单的肺炎，让他失去生命的就是当时十分流行如今看来却十分荒谬的放血疗法。华盛顿一共失去了 124 ~ 126 盎司（3572 毫升）血液，按 100 千克体重计，相当于人体血容量的一半，他的结局可想而知。然而，正如"再荒诞的问题都有个科学的答案"，科学只能在不断清除错误中前进。放血疗法从风靡一时到最终被废弃，都是建立在病例数据的基础上。法国巴黎的医生皮埃尔·路易斯博士和英国爱丁堡皇家医院的医生休斯·本尼特分别用 8 年和 16 年的时间，观察和记录了数百例肺炎病人，发现放血疗法将病人的死亡率整整提高了 30%。这些临床医生用他们的专业性、救死扶伤的职业道德以及孜孜以求的敬业精神，开创了现代实验流行病学，证明了一直以来的猜测：无论是治疗前期还是晚期，放血对肺炎的治疗效果远远低于人们的想象，甚至会增加病人的死亡率。

另外，尽管丹尼斯等人的输血实验并没有获得成功，但是为一个半世纪后出现的人与人之间的输血奠定了基础。正如爱因斯坦所说的"我们对客观现实所进行的所有科学研究都很原始和幼稚，但是，这正是我们所拥有的最宝贵的东西"。也正因为科学是不断认识发现、努力探索，从不可能到可能再到实现的过程，敬业精神在这之中非常重要，它是指人们以高度的责任感和使命感，对自己所从事事业的积极投入和执着追求的文化精神。敬业精神帮助我们积极思考、严谨求实、勇于探索、永不放弃，指引我们充分认识事物的两面性，发挥主观能动性，尽可能"趋利避害"。在这个基础上，19 世纪诞生了防腐学、无菌学和免疫学，它们辅助输血技术最大限度地挽救了生命、避免了不必要的死亡。由此可见，敬业精神是科学发展的源动力。

（张婷）

10. 霍乱弧菌 "逗号" 的发现——罗伯特·科赫

名言

科学要求每个人有极紧张的工作和伟大的热情。

——（苏联）巴甫洛夫

案例

霍乱是一种夏季高发的急性腹泻性传染病，由霍乱弧菌污染食物或水所致，能在数小时内造成腹泻脱水甚至死亡，年发病 300 万～500 万人，致死 10 万～12 万人。霍乱曾是人类历史上最恐怖的传染疾病之一，医生们研究和了解霍乱经历了一个很漫长的过程。霍乱弧菌的发现要感谢世界病原细菌学的奠基人和开拓者、德国著名医生和细菌学家罗伯特·科赫（Robert Koch）。

1883 年 6 月，第 5 次世界性霍乱袭击埃及，导致 58500 多人丧生。应埃及政府要求，当时世界微生物学和细菌学研究领先的法德两国均派出细菌学家进行实地研究。法国人铩羽而归，不仅动物实验一无所获，还因为霍乱感染折损了一个同伴。德国的医疗组是由科赫领导的，通过对 12 名霍乱病人和 10 名死者的尸体解剖和细菌学研究，发现死者肠黏膜上有一种特别的细菌，且与一年前印度霍乱死者肠标本一致。科赫怀疑这正是与霍乱有关的病菌，只是无法验证。

埃及的霍乱平息之后，科赫的小组转到霍乱依然流行的加尔各答。他们研究了土质、水、空气、流行区的环境和居民的特性等问题，并进行了细菌培植，成功得到了尸解中发现的、和埃及一样的、健康人身上没有的纯化细菌。1884 年 2 月，科赫正式报告了这种细菌，他描述这是一种 "非长直，有点儿弯曲，有如一个逗号" 的杆菌，可以在潮湿污染的亚麻布或湿润的土壤中繁殖，对干燥和弱酸溶液非常敏感。科赫相信这种 "逗号" 杆菌就是霍乱的致病菌，他在学术报告中指出 "没有一个健康的人会染上霍乱，除非他吞下了霍乱弧菌"。

但在当时，并非所有人都这样认为。在疾病细菌学说盛行之前，人们都相信霍乱流行是由于大气、气候、地面状况、垃圾这 4 种因素共同起作用而形成的，光靠细菌不可能完成。现代卫生学之父、德国卫生学家马克斯·冯·佩藤科弗就是其中最强烈的反对者，甚至不惜 "以身试菌" 来推翻科赫的结论。佩藤科弗和他的女儿在德国霍乱时期都曾感染过霍乱，他认为光有霍乱菌是不够的，霍乱的产生受地点和季节的影响，霍乱菌与土壤地下水中的物质结合后才能成为 "真正的霍乱毒素"。1892 年 10 月，佩藤科弗从科赫那里订购了霍乱杆菌的培养物，当众在课堂讲台上喝下了一整支试管的科赫 "逗号"杆菌，他并没有染上霍乱，在实验后的第三天，他患了肠黏膜炎。几日后，他的学生兼助手鲁鲁道夫·埃米利希也喝下了 10 毫升的霍乱培养物，结果也患了肠黏膜炎，但比佩藤科弗要严重得多。事实上，他们之所以没有患上严重的霍乱，是因为霍乱培养物进行了多次稀释，毒性已经衰弱到了极点，却依然造成了严重的肠道反应。佩藤科弗和埃米利希仅是"以身试菌"的科学家中的一小部分。曾有医学史家做过统计，学者们用霍乱培养物进行自体试验，仅有记录的就有 40 人之多，大部分都是以死亡而告终的。但这些自体实验，也推动了对霍乱的研究。在一系列的发现与牺牲之后，人们对霍乱和其他传染性疾病的知识不断积累，科赫的观点得到了证实，霍乱的黑色影子渐渐从生活中隐去了。

后来，随着基因技术的发展，英国著名基因组测序中心 Wellcome Trust Sanger 研究所、法国巴斯德研究所的研究人员和来自世界各地的合作者，研究了过去 60 年里爆发在非洲和拉丁美洲的霍乱病菌，解密了霍乱基因组学的历史，这对于改进霍乱控制策略有着积极意义。

延伸

本案例为著名微生物学家科赫发现霍乱弧菌的过程，我们看到了科学家追求真理、孜孜不倦、不畏牺牲的敬业精神。科学家的工作其实并不轻松，科赫的研究小组在印度霍乱流行区共研究过 40 名病人，还对 52 具尸体做了解剖，单单这工作量就令人望而却步，何况面对的还是神秘莫测使人毛骨悚然的烈性传染病。正因为科赫团队的敬业精神，他们在工作中表现出了恒心和耐心，遇到困难和问题不畏惧、不退缩、迎难而上，最终出色完成了任务。

南宋大思想家朱熹曾经说过，"敬业"是指"专心致志以事其业"。科赫的一生都在致力于细菌学的研究，发现了许多病原体、细菌学研究基本原则和技术，比如著名的"科赫原则"至今依然是细菌学的金科玉律。1905 年，科赫荣获诺贝尔生理学或医学奖。1910 年 5 月 27 日，因为过度劳累突发心脏病，科赫在德国巴登的一个疗养院里与世长辞。即便这时，他身边仍然带着他那台心爱的显微镜，仍然忘不了他奉献一生的事业。

另外，这个案例也体现了诚信，树立了一个实事求是的科学态度。科赫"逗号"的发现，引起学术界的不同观点，有认可有质疑，面对质疑，科赫不卑不亢、坚持己见的做法值得称赞。质疑者如佩藤科弗，以身试菌去验证病原菌的致病性，其献身精神虽值得敬佩，但开展实验验证更需要理性的思考和严谨务实的态度。

（孙桂芹）

11. 全髋关节置换术之父——约翰·查恩雷

名言

> 选择医学可能是偶然，但你一旦选择了，就必须用一生的忠诚和热情去对待它。

——钟南山

案例

全髋关节置换术是现今最成功的关节重建手术之一，但我们不能忘记约翰·查恩雷（John Charnley），是他设计了低摩擦耐磨损的超高分子聚乙烯摩擦界面的全髋关节假体，成为人工髋关节置换术发展历程上的一个重要里程碑，开创了全髋关节置换术的新时代。正因如此，查恩雷被誉为现代全髋关节置换术之父。

查恩雷出生于 1911 年，他从小生活在英格兰的北部工业区兰开夏郡，父亲经营一家药店，母亲是名护士，因此，查恩雷从小就和医学频繁接触，成年后考入曼彻斯特医学院并于 1936 年取得医学学位。二战前，查恩雷一直从事普外科工作。二战爆发后，他报名入伍，在英国军队中担任军医。参与敦克尔敦大撤退之后，他到了埃及，除了专门从事骨科工作，还负责整个骨科的技能培训。查恩雷虽然没有接受过工程学方面的任何培训，却组建并掌管着一个车间用来并设计创造各种骨科器械，发明了可调节的骨折固定架。在军队的工作中，他积累了许多创伤的处理经验。战争结束后，查恩雷加入曼彻斯特皇家医院并从事骨科工作，于 20 世纪 60 年代中期加入莱庭顿医院的髋关节外科中心。在查恩雷的指导下，该中心最后发展成为当时医界最著名的髋关节置换中心。

查恩雷第一次做髋关节置换术大概是在 1946 年，在那个时代，医生更倾向于采用髋关节融合术治疗严重的髋关节疾病，但是关节融合术后患者的关节失去活动，严重影响生活。当时 Judet 髋关节假体已经具有一定的影响力，但是很多患者在 Judet 假体置换后的前几周内，髋关节会发出很响的吱吱声，并且髋关节疼痛症状逐渐加重。查恩雷观察到髋关节骨关节炎的患者更容易发生这种情况，从而推测这种情况可能与假体摩擦有关。他通过研究发现关节软骨的摩擦系数比冰还要小。为了解决髋关节假体摩擦的问题，查恩雷试图寻找一种可以作为人造关节软骨的物质，这种物质既要和软骨具有同样的润滑性质又不能被机体排斥。通过大量研究对多种材料进行筛选，最后他选用聚四氟乙烯薄层假体替代髋臼软骨和股骨头表面软骨。较低的摩擦系数使得髋关节置换术后的早期效果很好，接受手术的患者在 3 个月内就可以恢复髋关节的活动范围。1960 年，查恩雷发表了一篇 97 例低摩擦系数假体髋关节置换术的报道，对髋关节置换技术的发展产生了极大影响。然而随着接受手术的患者越来越多及术后随访时间延长，问题却越来越严重。聚四氟乙烯界面摩擦系数虽然非常小，但是其耐磨损特性却不够理想，活动界面磨损碎屑会刺激假体周围组织引发严重骨溶解、生成肉芽肿，使得假体产生松动而不得不进行翻修手术。在当时，聚四氟乙烯界面假体的平均寿命只有 3～4 年。

查恩雷并没有沮丧气馁，继续在实验室对大量材料进行筛选研究，终于找到了一种真正的低磨损材料，即超高分子量聚乙烯，目前我们依然在广泛使用的髋臼假体或内衬材料。超高分子量聚乙烯的耐磨损特性比聚四氟乙烯高 500～1000 倍。查恩雷在实验室里对超高分子量聚乙烯的磨损特性进行检测及研究，在 1960 年 9 月成功制造了第一个超高分子多聚乙烯髋关节并且快速运用于临床，取得非常好的临床效果，髋关节假体的使用寿命大大延长。此后，髋关节置换术逐渐在世界范围普及起来。

为了进一步提高髋关节置换的手术效果，查恩雷还对髋关节置换手术技术进行持续改进。查恩雷采用金属股骨头假体，并将股骨头偏置于股骨髓腔内柄的近端以抵抗旋转力；他用骨水泥来固定股骨假体，认为骨水泥假体不但能够更好地维持股骨假体的位置，还能更好地防止感染的扩散。他把股骨头的直径从最初的约 40mm 减小到约 20mm，用特殊器械扩大髋臼，相对小的股骨头与相对大的髋臼组成的关节，可以使股骨头在臼窝内产生相对小的扭矩，减小摩擦，减小剪力，有利于固定，延长假体使用寿命；他采用大转子截骨入路手术，通过抬高大转子暴露髋关节外侧来进行操作，手术结束时，再重新将大转子附着于股骨外面，以提高外展肌的扭转力矩而使关节更稳定，这虽然会使恢复期延长，但对防止髋关节的内收、外旋和脱位却至关重要。

查恩雷对关节置换的每个步骤—材料、磨损、感染、技术都做了详细系统的研究，而且他对患者的随访要一直做到患者死亡。查恩雷一生写了许多文章和著作。1950 年出版了《常见骨折的闭合治疗》，1953 年出版了《加压关节固定术》，这些著作在当时对骨科的发展均有极大的影响。查恩雷在医学期刊上也发表了许多文章、信件和书评，编写医学教材的部分章节。他 64 岁退休后继续在一家私人诊所工作和做研究，并写作《低磨损髋关节假体》一书，于 1979 年出版，为髋关节置换技术的推广和普及提供理论支持。

1982 年，查恩雷在工作中突发心肌梗死，与世长辞，享年 71 岁。查恩雷一生主要致力于髋关节重建研究，他所做出的巨大贡献使有髋关节疾病的人受益永久。

延伸

自然创造了人类，而不幸的是自然也创造了疾病。一些疾病可以治愈，但还有许多疾病给身体带来的伤害是不能治愈的，其中许多涉及关节的疾病还未能通过西医学方法治愈，患者只能带着毁损的关节脱离社会，痛苦地生活。随着自然科学的进步，人类逐渐认识到，也许可以用人工假体替代已毁损的关节，减轻疼痛，恢复关节功能，使患者重新恢复正常生活。许多医学先驱为此付出了毕生的努力，并创造了伟大的医学奇迹，查恩雷就是其中一位。

本案例简单介绍了查恩雷开创髋关节置换手术及不断改进手术的假体和操作的过程，我们看到了他的敬业精神。通过对查恩雷事迹的介绍告诉我们，作为一个个体是可以通过个人的努力而为人类医学事业进步做出巨大贡献的。任何医学进步的过程中，个人需要敢于开创，付出比常人更多的努力，应对更大的压力，展现更高的智慧，克服更多的困难，敢于创新、认真严谨，善于运用科学的方法和思维去认识事物和问题，善于探索，才能为人类医学事业进步做出或大或小的贡献。

（张善星）

12. 牛痘疫苗之父——爱德华·琴纳

名言

人的思维是否具有客观的真理性，这并不是一个理论的问题，而是一个实践的问题。

——（德）马克思

案例

1796 年 5 月 17 日，发生了一件举世瞩目的事。这天清晨，爱德华·琴纳（Edward Jenner）的候诊室里聚集了许多好奇的人，诊室中间放着一张椅子，上面坐着一个 8 岁的小男孩菲普士，他正津津有味地吃着糖果。琴纳则在男孩身边踱来踱去，显得有些焦急，他正在等一个人——挤牛奶姑娘尼姆斯。不久，这位包着手的女孩来了，几天前她从奶牛身上感染了牛痘，手上长了一个小脓疱。人都到齐了，琴纳要大胆地实施一个他钻研了几十年的计划：把反应轻微的牛痘接种到健康人身上去预防天花。琴纳用一把小刀，在男孩左上臂的皮肤上划了一条小痕，然后从挤奶姑娘手上的痘痂里取了一点点淡黄色的脓浆，并把脓浆接种到男孩划破的皮肤里。接种过程很顺利，男孩只感觉因皮肤划破而产生的疼痛。两天后，男孩感到有些不舒服，但很快就好了，照样活泼地与其他孩子们一起在街上玩耍。菲普士非常顺利地渡过了牛痘"关"。如今，摆在琴纳面前最主要的事就是证明菲普士今后再也不会染上天花。经过一段时间的思想斗争，琴纳从天花病人身上取来了一点痘痂的脓液，用同样的方法接种在菲普士手臂上。这是一个关键的时刻：如果接种的牛痘不能预防天花的话，那菲普士就将因此患上严重的天花，或许因此而丧命。然而，一周过去了，菲普士没有出现天花症状；又一周过去了，他依然很健壮。菲普士没有染上天花！从那以后，琴纳做了一批批试验，更进一步证实了牛痘可以预防天花。琴纳成功的消息传遍了整个欧洲，同时也传遍了全世界。

然而，任何事物的发展永远不会是一帆风顺的。牛痘疫苗的发明也是如此。次年，当琴纳将接种牛痘预防天花的研究结果写成论文送到英国皇家学会时，遭到了拒绝。1798 年，琴纳自己筹集经费刊印发表这些论文时引起了相关领域的广泛争论，有的学者表示支持，有的学者持怀疑态度，也有的持反对意见。反对者疯狂诬蔑，造谣说："接种了牛痘以后会让人长出牛犄角，发出牛的声音。"

但是，真理就是真理，它不会永远被谬误所埋葬。在一次次实践的面前，一切怀疑、反对都被无情的事实所粉碎。天花可以用种牛痘来预防的事实，终于占据了历史上应有的位置。天花，这种由比细菌还小的病毒引起的传染病，能够用接种牛痘来预防了。当时的人们还不知道"病毒"这含义，可是在科学实践过程中，这种可怕的传染病却已被人们控制起来了。

现在，全世界已经消灭天花很多年了，联合国世界卫生组织也已经取消种痘作为国际交往的一项必须检疫的规定。琴纳的成功实践开辟出了一种新的方法治疗疾病，为消灭天花做出巨大贡献。

延伸

案例为我们介绍了琴纳发明并运用接种的方法预防水痘发生的全过程。从水痘遍布欧洲、亚洲引起大规模传播夺取人们的性命，到琴纳发现其具有可控性，并且掌握了预防方法，但被别人质疑及不被同行认可，在质疑声中，琴纳并没有放弃，反而用一次次试验证明自己观点的正确性，最终取得了胜利。整个过程为我们诠释了实践出真知的马克思主义哲学原理："人的思维是否具有客观的真理性，这不是一个理论的问题，而是一个实践的问题。人应该在实践中证明自己思维的真理性，即自己思维的现实性和力量，亦即自己思维的此岸性。关于离开实践的思维是否具有现实性的争论，是一个纯粹经院哲学的问题。"

同时，人对事物的认识要受当时主观和客观多种条件的限制，认识的基础是实践，实践总是具体的、历史的。在现实中，每个人的实践范围、知识水平、认识能力和实践能力都是有限的，思维能力与思维水平也不是尽善尽美的，也就是说任何认识主体都是具体的、历史的、有限的主体。琴纳案例中，不断有人在质疑"牛痘接种"，但他没有退却，真理在怀疑中、质疑中甚至阻碍中不断前行。所以，对一个具体事物的认识，往往不是一次完成的，要经过多次的反复才能完成。真理一开始总是掌握在少数人手中，发明也是一样，唯有坚持自己的信念，用证据去回击所有的质疑，才能走向真正的未来。

（陈丹飞）

13. 川崎病发现者——川崎富作

名言

不闻不若闻之，闻之不若见之，见之不若知之，知之不若行之。

——战国·荀况

案例

20 个世纪 60 年代，日本千叶县一家医院的儿科病房里收治了一位 4 岁 3 个月大的男孩，他发热已经有 2 周了，治疗效果却很不理想，作为主治医生的川崎富作决定组织科室讨论这个看似平常但又棘手的病例。该患儿双眼结膜充血，口唇干裂，舌头像草莓一样，咽部充血，并且伴有颈部浅表淋巴结肿大，以躯干分布为主的形态各异的皮疹，而且手足硬性肿胀，随着病程的延长，手指、脚趾端出现脱皮。当时大家讨论的结果认为，这个病例可能是个不典型的猩红热，猩红热有发热、草莓舌、皮疹等症状。上述症状也确实可用猩红热来解释，但川崎医生认为，假如是猩红热，它是 A 族链球菌感染引起的具有传染性的疾病，细菌感染应该对抗生素治疗有效，可是一切抗生素治疗对病人并无多大效果，而且还有些症状无法用猩红热来解释。虽然最后孩子体温还是逐渐下降，病情好转，但是川崎富作也只能告诉患儿家长，作为主管医生，他们无法明确孩子的诊断。幸好，这个孩子在随访中并没有发现任何后遗症表现。1962 年 2 月，川崎医生急诊碰到一个怀疑脓毒症的 2 岁男孩，患儿外周血白细胞很高，炎症指标也很高，符合脓毒症的血象特点，但当他看到这个孩子第一眼时，就想起去年收治的那个特殊病例，同样是眼睛结膜充血、全身皮疹、草莓舌以及手足硬性水肿等。将这个男孩收住院治疗后，发现该患儿的疾病过程跟去年那个孩子的疾病过程出奇相似，于是川崎富作肯定：这不是不典型猩红热，而是一个还没有报道过的新疾病。之后，川崎富作用了 8 个月的时间，陆陆续续收治了 5 例类似的患儿，他将这一共 7 例病例总结为"伴有脱皮的非猩红热样综合征"，并在当地的儿科会议上作了案例报道，遗憾的是当时并没有得到同道的任何反应与重视。

这并没有消磨川崎富作的意志，他用了 4 年时间积累了 50 例这样的病例，并将其命名为"儿童急性皮肤黏膜淋巴结综合征"。他详细阐述了该病具体的临床表现、病因分析及分类情况，并且将此篇论文发表在 1967 年的《日本过敏性疾病杂志》上，这篇文章在学术界引起轰动。同道们纷纷进行了讨论，有的表示认同，有的提出反对意见。可是当时川崎富作并没有发现，他定义的这个疾病有严重的后果，因为他在论文中讲到，这疾病只是不明原因引起的发热，仅仅对皮肤、黏膜及淋巴结有损害，并且会在 2

周左右时间内自行好转，也不会带来任何的后遗症。在日本，越来越多的儿童急性皮肤黏膜淋巴结综合征被诊断。但之后，间断出现的 10 余例被诊断该病的患儿出现了猝死，一个叫田中登的病理医生在解剖一名患儿尸体时发现了该患儿存在心脏冠状动脉血栓，而该患儿之前被川崎富作诊断过儿童急性皮肤黏膜淋巴结综合征。同时还有一个叫山本隆弘的儿科医生也记录到具有典型的儿童急性皮肤黏膜淋巴结综合征表现的孩子，出现了急性心力衰竭的症状，同时对诊断的孩子进行心电图检查发现，23 位患儿中有 11 位存在心电图的异常。

川崎富作察觉了这个症状，并主持召集这些见过这些猝死病例的儿科医生进行讨论，进一步确认冠状动脉损害也是该病的一个特征性表现。

这个疾病就是我们现在认识的川崎病，即皮肤黏膜淋巴结综合征。因为川崎富作先生在发现川崎病上所做出的巨大贡献，而以他的名字命名了这个疾病。在医学的道路上，总有些人在不断地攀爬这座望不到顶的高峰，认识和战胜折磨人类的病魔。

延伸

该案例为我们介绍了川崎富作在仔细认真的工作中发现了一种新的疾病，虽然症状与猩红热相似，但是致病原因不同，治疗方案也完全不同。从发现到认识川崎病，再到制定诊疗方案，期间又补充伴随症状，修改治疗方案，这个过程为我们诠释了认识反复性这一基本的马克思主义哲学原理。认识是不断反复和无限发展的过程。在实践中从感性认识到理性认识，再从理性认识到实践，这就完成了一个具体的认识过程，可以说是对某一事物的认识暂时完成了。但是认识并没有到此就结束。因为，客观事物都是作为一个过程存在的，有一个产生、发展、灭亡的过程，而且在现实中，本质深藏在现象中，客观事物的本质和规律有一个逐步暴露和呈现的过程，要达到对事物由现象到本质、由片面到全面、由不够深刻到更深刻的认识，无论是时间上还是空间上，都不是一次反复就可以认识全部本质的，必然有一个不断地反复实践和认识的过程。认识具有无限性，认识的对象是无限变化着的物质世界，作为认识主体的人类是世代延续的，作为认识基础的社会实践是不断发展的。因此，人类的认识是无限发展的，追求真理是一个永无止境的过程。正如川崎富作那样，在一次次实践之后发现之前结论的错误，毫不犹豫地接受了别人意见，修改定义及治疗方案。所以，对一个具体事物的认识，往往不是一次完成的，要经过多次的反复才能完成，要经过从实践到认识、从认识到实践的多次反复，而要达到对复杂事物的正确认识，更需要经过多次反复才能完成。这是个否定之否定的不断反复的过程。

（陈丹飞）

14. 耳石症手法复位发明者——约翰·艾普利

名言

> 对真理和知识的追求并为之分度，是人的最高品质之一。

——（德）爱因斯坦

案例

在临床上，有一种头晕非常常见，学名是"良性阵发性位置性眩晕"（Benign Paroxysmal Positional Vertigo，BPPV）。它有一个通俗的名字，就是我们常说的"耳石症"。该疾病可以发生于各个年龄段，病人常感到一过性的眩晕、恶心、眼球颤动并偶尔伴有呕吐。最典型的症状便是在翻身和躺下起身时，突然出现天旋地转、恶心想吐的感觉，这种眩晕往往是一过性的，换个姿势保持几秒至几分钟，眩晕的症状就会好起来。但是这个疾病最让人难以忍受的地方就在于，有可能翻个身马上又会出现眩晕的情况，反反复复，完全捉摸不定它什么时候发生。在眩晕难忍的同时，也给生活带来巨大的影响和不便。其实最早在 1921 年，诺贝尔生理学或医学奖得主罗伯特·巴拉尼（Robert Barany）就曾首次描述过这种疾病的主要症状与特点。但是直到 20 世纪 80 年代，医生对此仍束手无策。每年依然有成千上万的患者受到这种疾病的折磨，因为眩晕的突然性无法提前预判，往往导致很多突发情况的出现，极大降低了患者的生活质量，而医师对此毫无办法。为了止晕，极端情况下，一些医师只能采取用手术的形式切断前庭神经。虽然手术后确实是不晕了，但这也破坏了人体的平衡功能和听力，不到万不得已没人会做这样的选择。爱钻研问题的约翰·艾普利（John Epley）也被这个困扰人类多时的疑难杂症所吸引。

大学时代艾普利对科研实验充满了热情和兴趣，经常流连于俄勒冈大学的物理实验室。在获得医学学位以后，他还曾在斯坦福大学医学中心参与早期人工耳蜗的开发工作。艾普利深知人类的多种眩晕问题都与耳朵有关，所以准备向这个难题发起进攻。一个偶然的机会，艾普利读到一个研究报告，该文的研究者称在眩晕患者的半规管中发现了一种粉笔屑状的颗粒——后来的研究证实这种颗粒就是我们常说的耳石，耳石由碳酸钙、中性多糖和蛋白质混合物等组成。正常情况下，它是附着在内耳前庭系统的椭圆囊和球囊上的。这篇文章的作者就提出，当这种颗粒粘在内耳的半规管内，感受器就会发出虚假的运动信号，从而产生位置性眩晕。但是这个假设却无法令艾普利信服，因为这仍无法解释为什么眩晕是呈"位置性"和"阵发性"的——如果眩晕是因颗粒粘在感受器上了，那么眩晕为什么过一会儿就停止了呢？对此，艾普利提出了自己的认识：三条半规管内是充满淋巴液的，因为颗粒的密度比淋巴液高，所以当受到重力作用时这些颗粒就会随着头位的变化发生变化，从而诱发眩晕，当患者定住不动时，这些漂浮的颗粒也就停止移动，眩晕就会停止。我们都知道前庭和半规管是位觉感受器的所在之处。其中，前庭系统的椭圆囊可感受水平方向的直线变速运动，球囊可以感受垂直方向的直线变速运动。而附着在两个囊斑上的耳石，就是感受这两个方向加速度的关键物质。然而，一旦耳石从椭圆囊和球囊上"脱落"，就会掉落到半规管内，刺激到里面的毛细胞，从而造成平衡感受的紊乱，使患者感到"天旋地转"的眩晕。想要彻底摆脱这种眩晕，艾普利想到了一个方法——就是将这些"脱落"到半规管内的颗粒，移回它原本该在的地方。怎么移？靠大自然馈赠的重力即可完成，可以说是非常简单粗暴了。为了模仿耳石的运动，他用塑料管等做成了一个人类内耳系统，再将小金属球放进去。通过各种翻转调整塑料内耳，终于摸索出一套动作，可将迷失在半规管内的耳石移回到它们原来的位置。这种复位手法很快就被艾普利应用到患者身上了，虽然复位手法需要患者在床上翻来转去，略显奇怪，但被眩晕症折磨得苦不堪言的患者还是愿意一试。当时前几个来求医的患者也感到非常神奇，不用吃药也不用开刀，他们的眩晕症就轻而易举地得到了缓解。不过谨慎的艾普利还是对自己的这项发现抱有疑虑。毕竟据以往的经验，这类疾病是"良性的"，大多数患者只要假以时日一般都能自愈。他也不清楚是治疗起了作用还是患者自行缓解的。直到他解救了一位被眩晕症折磨近十年的病人，艾普利才真正意识到——一个伟大的发明诞生了。

然而这项伟大的发明却没有得到同行的认同，并且还遭受了各种非议。1980 年 10 月的一天，艾普利在加州的一个医学会议上向同行介绍了自己的这套复位手法，并且还邀请了一位女性嘉宾来演示这套手法。然而演示完毕，他得到的不是掌声，而是同行们的摇头，甚至是白眼。临走时，还有一个医生递来了一张纸条，上面极其潦草地写着"我不想浪费我宝贵的时间来听这种狗屁不通的理论"。在这些医生眼里，艾普利的理论根本无法成立，他所有的手法演示和巫婆神汉跳大神装神弄鬼没有任何区别。以前这种疾病的治疗都是需要开刀才能根治，现在竟靠左右倾几下脑袋就声称能治愈病人。这实在太扯了，和用"拍打电视"碰巧处理好故障有什么不一样？因为这项研究，他的不少同事都开始怀疑起他的医学素养。有的时候他还被故意疏远，大家都不想让他帮病人诊断治疗。有一次，一位麻醉师看到他在手术室里帮患者做耳石复位治疗。患者是位老年妇女，因眩晕症已失去行动能力，日常只能靠轮椅过活。在艾普利一番折腾下，患者的眩晕症状果然消失了。然而那位在场的麻醉师却宁死都不相信眼前此景，他之后举报并投诉了艾普利。虽然医院的调查最后是不了了之了，但艾普利的奋斗才刚开始。

经过近 3 年的实践，艾普利利用这套手法已经治愈了很多患者。他觉得自己的理论和实践已经成熟了，便将经验总结成论文，提交给了著名的杂志《The journal of Otology》，但是他的第一篇文章就被拒绝了，杂志社说他的疗法毫无理论依据。投稿被拒之后，虽然他不断修改论文，但论文投出后很多杂志社都拒绝了他。论文投递一无所获，原本一直跟他搭档的研究生，在获得博士学位后也离开他自立门户了。然而一次次被拒绝和搭档的离开，都无法动摇他的决心。因为通过这套手法复位，越来越多的病人被治愈，他坚信自己的理论和实践终将被历史所认可。面对充满敌意的同行，他用实践疗效不断证明自己，并且不断在各大会议上推广自己的实践经验。越挫越勇的他，甚至还特意斥资设计了一种可以旋转的电动复位椅。这样旋转电椅可以将手法复位应用于颈部受损和肥胖的病人身上，使治疗更高效地完成。然而这个装置一出现，在同行眼里，艾普利就更像一个怪人。为了这种无厘头的理论，竟还造出了笨重的医疗器械，只有傻子才能做出来。艾普利受尽了冷眼与嘲笑，直到1992年他的一份报告才终于被美国耳鼻喉科学会采纳并发表。这份报告中，艾普利描述了30例眩晕症患者的"手法复位"治疗，获得了高达100%的有效率。从艾普利发明这种治疗手法算起，那时已经过去了整整12年，他的成果才第一次正式得到认可。那一年，艾普利也已经62岁高龄了。

虽然他的成果得到了正式的认可，然而很多医生还是对他存在着偏见。1996年，艾普利竟还接到了医师协会的通知，他涉嫌使用未经批准的医疗技术，要求配合调查。祸不单行，当时两名医生还站出来指控他，说他在经验不足的情况下，鲁莽地给病人使用神经性药物，他们怀疑这种药物会引起内耳道的损伤。这不但意味着他的医师执照有可能被吊销，更有被送进监狱的危险。在压力的打击下，艾普利的身体每况愈下。虽然已经退休了，但他还不得不动用自己的退休金来支付律师费。坚持自我不一定是正确的选择，但是坚持真理却永远不会错。

2001年夏天，这场长达多年的指控才终于被法官彻底驳回。当时的法官判定，那两位医生的指控是片面的、不客观的，并具有敌意的。好事当然也应该成双，就在同一年，《新英格兰医学杂志》也发表了有关眩晕症治疗的文章，指明艾普利是"手法复位"的发明者。为表彰与纪念艾普利的贡献，这种手法也被称为"Epley手法"。直至目前，全世界的医生都在使用这种手法治疗这种疾病，既简单又高效。在临床中，90%的患者经这种手法摆脱了困扰，得到了解救。虽然偏见使Epley手法的推广延迟了10多年，但如果没有艾普利的坚持，或许患者的求医路会更加渺茫。他的伟大不只因发明，还因为坚信！

延伸

案例为我们介绍了艾普利发明并运用手法复位的方法治疗耳眩晕的全过程，从耳眩晕反复困扰广大患者，到艾普利发现其病因，并且治疗有效，但不被同行认可，再一次为我们诠释了认识反复性这一基本的马克思主义哲学原理。不断有人质疑"手法复位"，艾普利为此承受了巨大的压力，但是他没有退却，真理在怀疑中、鄙视中，甚至绞杀中不断前行。所以，一般而言，对一个具体事物的认识，往往不是一次完成的，要经过多次的反复才能完成，要经过从实践到认识、从认识到实践的多次反复，而要达到对复杂事物的正确认识，更需要经过多次反复才能完成。这是个否定之否定的不断反复的过程。真理一开始总是掌握在少数人手中，发明也是一样，唯有坚持自己的信念，用证据去回击所有的质疑，才能走向真正的未来。

（李斌）

15. "品茶实验"与统计学的产生——罗纳德·艾尔默·费希尔

名言

攀登科学文化的顶峰，就要冲破不利条件限制，利用生活所提供的有利条件，并去创造新的条件。

——高士其

案例

罗纳德·艾尔默·费希尔（Ronald Aylmer Fisher），英国统计学家、生物进化学家、数学家、遗传学家和优生学家，是现代统计科学的奠基人之一。1890年2月17日生于伦敦，幼年时期体弱多病，孤苦伶仃，母亲在他14岁的时候因为急性腹膜炎去世。他在六七岁的时候就喜欢上了数学和天文学，在中学时就表现出惊人的数学才华，1909年进入剑桥大学学习数学和物理，1912年获得了受人尊敬的"牧人"头衔。他在本科时期发表了论文，用高维几何来解释复杂的迭代公式。可是1913年毕业后，他工作上并不是很顺利，曾做过私立中学的教师，开办过小农场，到1919年已经没有工作。1919年，卡尔·皮尔逊曾经打算给他在统计实验室安排一个博士后的职位，但是"只能讲授与发表皮尔逊本人同意的东西"。费希尔拒绝了这一条件，接受了约翰·拉塞尔爵士的邀请去洛桑农业实验站做统计工作。正是在这里，费希尔开创了统计学的新时代。在他的名著《The Design of Experiments》中，讨论了他提出的显著性检验。让我们通过费希尔最著名的女士品茶实验来说明他的观点，首先来看一段费希尔女儿给他写的传记：

父亲来到罗森斯德没多久，他的存在很快就将平凡的茶会时间变成了一件历史性的事件。那是某天下午，父亲将盛有红茶的杯子递给旁边一位夫人，她是藻类学者谬利埃尔·普利斯特尔博士。但是博士却拒绝接过那个杯子，声称自己只喝先倒牛奶的红茶。"这怎么可能？"父亲笑道："不可能有区别。"但博士却不依不饶，声称当然有区别。于是，他们的正后方传来一个声音："让我们检验一下吧博士。"听他这么一说，大家立刻就开始着手准备这个实验。

奶茶调制中可以先倒茶后倒牛奶（TM）或反过来（MT）。普利斯特尔女士声称，她可以鉴别是TM还是MT。设计如下试验来检验她的说法是否可信。准备8杯奶茶TM和MT各半，把它们随机排成一列让该女士依次品尝，并告诉她TM和MT各有4杯。然后请她指出哪4杯是TM。她全说对了。费希尔的推理过程如下：

引进一个假设：

H：该女士并无鉴别力。

其意义是这样的：当 H 正确时，不论女士如何做，她事实上只能从所提供的 8 杯中随机挑选 4 杯作为 TM。从 8 杯中挑选 4 杯，不同的挑法有 70 种，其中只有一种是全部挑对。因此，若该女士全部挑对，则我们必须承认下述两个情况必定发生其一：① H 不成立，即该女士的确有一定的鉴别力；②发生了一件，其概率只有 1/70 的事件。

第二种情况比较稀奇，因而有相当的理由承认第一种可能性。或者说，该女士 4 杯全挑对这个结果，是一个不利于假设 H 的显著的证据。据此，我们否定 H。这样一种推理过程就叫显著性检验。

如果该女士只说对了 3 杯，则表面上看，4 杯说对 3 杯，成绩不错。但要计算一下，纯粹出于碰巧而得到这个甚至更好的成绩，其机会有多大。简单计算表明，在 H 成立，即 70 种不同挑法为等可能时，挑中杯数大于等于 3 的概率为 17/70=0.243。发生一个概率为 0.243 的事件并不稀奇，因此，试验结果没有提供不利于 H 的显著证据。

这里当然我们可以说 1/70 的概率虽然不大，但在一次试验中发生了总非不可能，这个说法无法驳倒。要得到一个判断的决定，就要指定一个阈值 P（0.01、0.05、0.1 等）。只有在算出的概率（上文的 1/70、0.243 等）小于 P 时，才认为结果是显著的（提供了不利于 H 的显著证据），并导致否定 H。如在此例中，当取 P=0.01 时，即使 4 杯全对也不认为结果显著，而如取 P=0.05 则认为显著。

在洛桑农业实验站，费希尔考察数据波动的大小来分析是什么因素影响了小麦的质量。他发现了三种影响小麦产量的波动现象：年际波动、稳定波动以及慢变波动。为了同时分析这些因素，使一个试验回答数个问题，最终他提出了方差分析方法，向"任何试验只能研究一个元素，其他元素必须保持不变"的惯常做法提出了挑战。

1921 年，费希尔在《应用生物学年报》上发表了一篇论文，指出了采用哪种指数并没有什么差异。1925 年，他所著的《研究工作者的统计方法》影响力超过半个世纪，遍及全世界。而他在洛桑农业实验站的工作结晶，同时也表现为达尔文演化论澄清迷雾的巨著《天择的遗传理论》中，说明孟德尔的遗传定律与达尔文的理论是相辅相成的，并且认为演化的驱力主要来自选择的因素远重于突变的因素。这本著作将统计分析的方法带入演化论的研究。费希尔于 1933 年获得伦敦大学的职位，1943—1957 年他回剑桥大学任教，1952 年受封爵士，1956 年出版《统计方法与科学推断》，最后 3 年则在澳大利亚为国协科技研究组织（CSTRO）工作，并卒于任上。

延伸

从费希尔通过"品茶实验"来证明统计学存在的案例中，我们看到了科学家的敬业精神。费希尔从工作毕业后一直郁郁不得志，然后在 1919 年到洛桑农业实验站做统计工作。在实验站期间，他孜孜不倦，发展出许多自己的研究想法，发表了若干篇举世闻名的论文，提出了显著性检验、方差分析方法等。他所著的《研究工作者的统计方法》影响力超过半个世纪，遍及全世界。而他提出了影响全世界的统计学方法，终于在 1933 年得到全世界认可。总结费希尔这一生的奋斗和丰功伟绩可以看出，成功的背后需要不断探索科学的精神，以及在探索过程中所需要的善于发现、不断创新的精神。

（郑卫军）

16. 烟雾的元凶——臭氧的发现

名言

> 科学总是革命的、非正统的，这是它的本性，只有科学在睡大觉时才不如此。
>
> ——（美）萨尔顿

案例

直到 20 世纪 70 年代，洛杉矶市还被称为"美国的烟雾之城"。处于二战期间的 1943 年 7 月 26 日，大量烟雾笼罩了洛杉矶市中心，能见度只有三个街区，而加州的高温天气使得人们更难以忍受。美国洛杉矶的居民感到双眼红肿刺痛、喉咙像被灼伤一样，曾一度以为是日军用化学武器袭击了他们。这次事件为距今超过半个世纪的洛杉矶反抗烟雾的运动拉开了序幕。

当时，加州居民坚信工厂的废气才是空气污染的元凶。亚里索街工厂是南加州规模较大的煤气企业，主要生产合成化学的一种原料——丁二烯。在官方介入下，该工厂暂时停产，但奇怪的是，烟雾却持续不断并愈演愈烈。

1945 年 8 月，加州卫生主管斯沃涛特博士在《帕萨迪纳星报》上发表了一系列文章，指出造成烟雾的元凶很多，比如蒸汽机车和柴油卡车的排放，城市垃圾的燃烧及锯木厂废料的燃烧等都是烟雾的来源。当时人们并没有认识到汽车尾气是空气污染的主要来源，因为烟雾是棕色的，而汽车尾气是无色透明的。斯沃涛特博士还准确指出了加州山地区域烟雾的主要成因——相对停滞的风及大气逆温层。

加州理工学院的荷兰科学家阿里·哈根斯米特破解了烟雾谜题。1950 年，他找到了烟雾的元凶——臭氧。他向大家展示了密封室中暴露于臭氧的植物，有着和那些被烟雾损伤的植物一样的症状。同时他认为臭氧会导致眼睛刺激、呼吸问题并对一些物质造成损伤。

那么，关键问题是，这些臭氧从何而来？

哈根斯米特与布鲁内尔驱车前往大洛杉矶地区的炼油厂，用五升的烧瓶对当地的空气取了样。在分析了其成分之后，在实验室中制造出了人造的"哈根烟雾"。在洛杉矶郡空气污染控制区（APCD）弗农总部的一间有机玻璃室中，研究人员通过将汽车尾气置于阳光之下制造出了烟雾。APCD 的工作人员还自愿将自己的双眼暴露于烟雾之中，并用秒表计时流下眼泪所需的时间。终于在 1952 年，哈根斯米特宣布，来自炼油厂的烃和汽车未燃尽的部分废气与作为燃烧副产物的氮氧化物组合，通过光化学反应最后生成了臭氧；烟雾的主要成分是臭氧。

这一结果震惊了工业界，也震惊了整个社会。但工业界对哈根斯米特的结论也提出了不同意见，他们认为刺激性的臭氧并非来自炼油厂和汽车，而是来自平流层——平流层的臭氧下降到太平洋表面，然后被海风吹到洛杉矶。但是哈根斯米特知道，接近地面的平流层阻碍烟雾扩散的同时，也形成了一个阻碍臭氧下沉的屏障。直到 1954 年，由石油企业资助的斯坦福研究机构研究表明：卡塔丽娜岛上臭氧的含量很低，从而否认了臭氧迁移理论，并证明洛杉矶的臭氧来自本地。与此同时，在 20 世纪 50 年代及 60 年代，高速公路的兴建、新兴工业的落户，不愿改造汽车增加成本的汽车厂商，使得加州一些区域每年经历了 200 多天危险的烟雾天。

直到 20 世纪 50 年代末，在加州诞生了一大批抗议雾霾的民间团体，公众的努力使得官方最终意识到了汽车问题是解决雾霾的关键，并决定限制汽车。

哈根斯米特作为发现加州烟雾元凶的人，他的后半生都在用自己的行动去解决空气污染问题。1968 年他被时任加州州长的里根任命为加州空气资源委员会主席，1973 年因不肯放宽对污染的控制而被免职，1977 年因肺癌去世，被认为是"空气污染控制之父"。从 2001 年起以他名字命名的"哈根斯米特清洁空气奖"颁给在空气质量领域做出突出贡献的个人。洛杉矶从 1943 年第一次雾霾开始，斗争了整整 27 年的时间，直到 1970 年最终出台了《清洁空气法案》。

延伸

近一百年来，随着社会的进步和化工行业的发展，以工业废气及汽车尾气排放为代表的大气污染问题日益突出。这些污染物具有高毒性、污染广泛性及转移性，对人类健康和生态环境具有严重危害。

从哈根斯米特发现光化学烟雾过程及对大气污染防治的案例中，我们看到了科学家的敬业精神。一方面哈根斯米特顽强的意志、不屈的勇气、追求真理的态度至今仍感动着我们，向我们标示着生命的尊严和高度，让我们时刻充满力量。也因为有他不懈努力的探索求知，才让公众知晓真相。另一方面呼吁我们更多地关注新发现的环境污染物危害，保护环境，从小事做起。

（顾唯佳）

17. 宫颈癌疫苗之父——周健

名言

> 能够岿然不动，坚持正见，渡过难关的人是不多的。

——（法）雨果

案例

宫颈癌是由病毒感染而引发的癌症，是一种常见的女性癌症，其发病率仅次于乳腺癌。最初，流行病学的研究发现宫颈癌与性生活有关。19 世纪中叶的学者注意到，修女和妓女的宫颈癌发生率有显著差异。之后，许多流行病学家指出，性生活的某些特质，如早婚、多产及复杂的性关系都与宫颈癌的发生有关，因此逐步形成子宫颈癌是性传染病的观念。

1980 年，德国科学家哈拉尔德·楚尔·豪森证实，宫颈癌是由 HPV 感染所致。但是，并不是所有被感染的女性都会发生这种癌症。在人的一生之中，80% 以上的男性和女性会在某个阶段感染上 HPV。然而，绝大部分被感染的女性会自动清除这种病毒，只有 2% 的感染者会发展成癌症。但就是这 2% 的发生率，每年造成了世界上 50 多万名女性罹患宫颈癌，其中 25 万余人因此丧生。

从理论上讲，既然某种疾病是病毒感染导致的，那么就可能发明一种针对这种病毒的疫苗。通常情况下，疫苗都是按这样的思路制作的——通过改造或弱化某种病毒，让它丧失引发疾病的能力，但却能激发身体的免疫系统产生抗体。这样，当真正的病毒侵犯时，免疫系统就可以用已有的抗体来对付这种病毒。然而，HPV 是一种特殊的小 DNA 病毒，不能单独在体外进行繁殖，必须寄生在活细胞内。而且，当 HPV 在活细胞中繁殖时，它的基因会与细胞的基因产生融合。因此科学家一直无法获得研制疫苗所需的病毒。如果不能获得病毒，那么疫苗的研制就是空想。世界上至少有 2000 多位科学家在研究 HPV 与宫颈癌，他们冥思苦想，希望找到提取或制作这种病毒的方法。

1988 年，周健在北京医科大学生物化学研究所做博士后，跟随病毒学家张乃蘅教授做 HPV 研究。后来，周健申请到位于剑桥大学的英国帝国癌症研究基金会（ICRF）的肿瘤和病毒实验室做研究，并成为国际 HPV 研究先驱 Lionel Crawford 教授接收的第一位中国研究员。1989 年，周健妻子孙小依作为访问学者，在周健到剑桥 10 个月以后，来到他身边，成为他的助手。

在剑桥，周健作为一位优秀的分子病毒学家，对 HPV 的研究表现出了特别的兴趣。研制宫颈癌疫苗面临的最大问题是无法获得 HPV。因为这种病毒不能在体外组织液中培育，而在活细胞中繁殖时与宿主的细胞基因融合。

在此之前，分子生物学研究已经发现，HPV 有 70 多种类型，但它们都具有相似的颗粒状结构：内核是导致疾病的病毒 DNA，外表是一层有 20 个面的蛋白质"外壳"。作为一名分子病毒学家，周健擅长克隆基因，并在细胞中将它们表达出来。他尝试通过重组 DNA 技术做出这种病毒的外壳。他的想法是要制造出一种病毒样颗粒，使其外表类似 HPV，但内核不含病毒 DNA，这样的颗粒可以像"稻草人"一样让体内产生免疫反应，但又不会致病。然而，他们曾在 6 个月时间里一无所获。

1990 年年底的一个夜晚，周健在和孙小依散步时突然说："已经有表达和纯化了的 L1、L2（HPV 晚期蛋白、病毒壳膜的主要构成）蛋白，何不把这两个蛋白放在组织液里，看看它们能否合成病毒样颗粒？"孙小依当时就嘲笑他："哪有这种可能，将两个东西放在一起就行了？如果这么简单，别人早就看到病毒颗粒了，还能轮到我们吗？"当时孙小依以为周健在跟她开玩笑，并没有把这个想法太当回事。后来在丈夫的第二次催促下，孙小依才抱着试一试的心态，将两个现存的 HPV 晚期蛋白放在试管里，"加一点这个，加一点那个，好像幼儿园小朋友做游戏一样，就这么简单"。大约过了两个星期后，两人将合成好的东西拿到电子显微镜下观察，"一看，我们俩都傻眼了，真的是一个病毒颗粒合成了，我们实实在在地看到一个体外合成的病毒颗粒！这真是惊喜的一刻"。

与周健合作开展宫颈癌疫苗研究的是澳大利亚免疫学家弗雷泽，他们经过实验证实了新合成的病毒样颗粒能够激发免疫反应。两人的第一篇论文发表在 1991 年第 185 期的《病毒学》期刊上，论文中详细介绍了制造病毒样颗粒的实验细节。弗雷泽和周健最担心的问题是："病毒样颗粒"所产生的免疫反应是否足以让它制成疫苗？在最初的几年里，他们努力让这种"病毒样颗粒"表现出所期望的效果，但是进展缓慢。当这一目标实现后，昆士兰大学开始与投资公司和有疫苗研发能力的制药公司联系。在获得默克公司支持后，大规模的动物试验和临床试验开始了。

就在宫颈癌疫苗的临床试验还在世界各地进行中的时候，1999 年 3 月 10 日，周健在回母校访学期间，因为感染性休克永远闭上了眼睛。7 年之后。2006 年，默克制药公司和葛兰素史克制药公司生产的两种宫颈癌疫苗面世。一年之内，包括美国、英国、加拿大和澳大利亚等国在内的 80 个国家先后批准了这种疫苗的使用。澳大利亚是第一个批准这种疫苗使用的国家。2006 年 8 月 28 日下午，在澳大利亚昆士兰州的亚历山大医院，弗雷泽为一对昆士兰少年姐妹接种了世界第一支宫颈癌疫苗，孙小依和 20 岁的儿子周子晞见证了这一时刻。周子晞说："我们多么高兴，试验表明这种疫苗百分之百有效，这是一个幸福的时刻，人们终于可能接受这种疫苗，但这也是一个悲伤的时刻，因为我的父亲今天不能够和我们在一起。"

延伸

周健是一位无私奉献、才华出众的科学家。他和 2006 年度荣获澳大利亚杰出人物称号的伊恩·弗雷泽教授一起，发明了世界上第一支预防宫颈癌的疫苗。宫颈癌疫苗是世界上第一种癌症疫苗，它的成功研制是人类医学史上一项重大突破，蕴涵着勤奋、执着、合作、机会、发现、爱和悲伤、友谊、善良的美好故事。周健的研究成果，使全世界千百万妇女得以受益。

（屠乐微）

18. 沥青滴漏实验

名言

科学家不创造任何东西，而是揭示自然界中现成的隐藏着的真实，艺术家创造类似的真实物。

——华罗庚

案例

沥青滴漏（pitch drop experiment）是一项长得让人难以相信的物理实验。这项实验最初由澳大利亚昆士兰大学物理学教授托马斯·帕内尔（Thomas Parnell）实施，旨在向学生证明物质的性质，一些看上去是固体的物质实际上是黏性极高的液体，比如沥青，它在室温环境下流动速度极为缓慢，但最终会形成一滴。

这是世界上最牛的实验，同时也是最无趣的实验。帕内尔的沥青滴漏实验自1927年开始，首先加热沥青倒入一个下口封住的漏斗内，待沥青完全平稳下来（耗时3年，即1930年），切开漏斗封口让沥青开始缓慢流动，接下来就是等待沥青的滴落。到目前为止（1927年至今），这个实验一共掉下了9滴沥青，但是前8滴真正落下的瞬间全都没人看见，或因为设备故障等各种原因没有被记录下，最近的第九滴（2014年）更是因为操作不慎错过了。好在人们还是观察到了沥青滴落过程。1944年7月11日，帕内尔教授在都柏林圣三一学院复制了这个实验。69年后，2013年7月11日17点，围成一圈的高速相机第一次成功记录到了一滴沥青的滴落过程。研究人员由此估计，沥青的黏性大约是水的1000亿倍。

沥青滴漏实验项目的发起者托马斯·帕内尔教授早在2013年时就已离世，但这项实验并没有因为他的离去就终止。二代项目管理人约翰·梅恩斯顿（John Mainstone）教授喜欢用富有哲理的言辞来评价这个实验。他说："自然界的伟大之处就在于它的不可预测，这也是我们生活的调味品。"在近百年的坚持之后，"最长的实验"赢得了科学界乃至社会的关注，这个当年看起来简单而古怪的实验装置成为了历史的见证。1927年实验装置设计完成，人类发明电视，第一枚火箭发射升空。1938年第一滴沥青掉落，第二次世界大战一触即发。现今，二战的硝烟早已散去，人类的现代生活已经天翻地覆，而整个实验装置还静静地立在那里，酝酿着下一滴沥青的滴落。而且，漏斗内的沥青足以使这个实验再持续几百年。

延伸

每一个人都要对自己从事的一行热爱、精通和超越。华为总裁任正非曾经说过："只有高度的投入，高度的敬业，才会看破'红尘'，找到改进的机会，才能找到自身的发展。"常温下的沥青当然是固体——估计任何人都会这么想，但偏偏有帕内尔教授的"不拘一格"，对这个结论持有天真的甚至是愚蠢的怀疑。他用的验证方法很简单：静置一块沥青，谁能料到经由这个实验的启发和鼓动，科学家们把高黏度物体的流动速度这个课题研究了一遍。

该实验最大的启示并不是在沥青究竟是否是液体的答案本身，而是在于我们必须保持内心单纯的天真，对习以为常的概念、结论有足够的警惕，不然，真正有意思的、深刻的结论，也许就被这种习以为常给抹杀掉了，而科学的真正突破在于对以往习以为常的概念结论的重新突破和认识。形象的如沥青滴漏，抽象的如相对论及量子力学。

沥青滴漏实验不是唯一一个长时间实验，另一个世纪实验"牛津电铃"已经持续了将近 180 年。人的一生是短暂的，可是真理却是无穷的，追逐真理的路途十分漫长。学生时代的我们做过很多的科学实验，往往耗时一节课、一个早上或者一整天，但是我们做的都是经过反复推敲、精心设计、步步相扣的教学实验。真正漫长的实验往往需要几十年，甚至经历好几代人的努力和坚持才能有结果。而科学就是在人类的不断探寻、一步步的实验中趋于真理。我们要将职业视为自己的生命信仰，无论何时都不忘记思考，无论如何都坚持到底不放弃，这就是成功源于敬业的本质。

（黄鹏）

19. 张益唐与《素数间的有界距离》

名言

要在这个世界上获得成功，就必须坚持到底，至死都不能放手。

——（法）伏尔泰

案例

张益唐，1955 年出生在上海，历经动荡年代，求学之路十分坎坷。1978 年全国恢复高考，他自学数学和物理考入北京大学数学系，师从著名数论专家潘承彪。1984 年硕士毕业，经系主任丁石孙教授推荐至美国普渡大学留学，师从莫宗坚教授。张益唐在短短两年时间内完成了博士论文，成功证明了著名数学难题"雅可比猜想"，但是他的论文也导致学术界发现其导师之前某个研究成果的错误。直到最长学制的最后一年（第七年），张益唐才终于获得了博士学位，导师虽认可他"十分出色的论文答辩"，却拒绝为他书写工作推荐信，断绝了他在学术界立足和研究机构工作的机会。为了在美国生存，张益唐端盘子洗碗、送快递、当洗车工，到处蹭饭、身无分文、居无定所，只能借住在朋友家的地下室。直到 48 岁，他才和一个华裔姑娘结了婚，虽然妻子不理解他的数学研究，但是理解他这个人，默默支持、给予他独立思考的空间。那段时间，他开始研究世纪难题：孪生素数猜想。

两千多年前，古希腊数学家欧几里得提出猜想"存在无穷多对素数，它们只相差 2"。比如（3，5),（5，7)……（p, p+2）……，这样的素数对，我们称之为孪生素数，猜想说这样的孪生素数对有无穷多个。1900 年，德国大数学家大卫·希尔伯特在国际数学家大会上提出了 23 个最重要的数学问题，孪生素数猜想与"哥德巴赫猜想""黎曼猜想"并列在第八位。直到 2011 年，无论证明或者证伪，这个问题仍然没取得任何进展。张益唐偏偏想攻克这个难题。2012 年 7 月，在朋友齐雅格位于科罗拉多州的后院里，张益唐酝酿半生的灵感出现了。2013 年 5 月 14 日，他的论文《素数间的有界距离》发表在《数学年刊》上，解决了孪生素数猜想这个困扰数学界整个世纪的难题，并得到学术界的认可。论文中，张益唐严格证明了"存在无穷多组素数，它们的间隔小于给定值"，他给出的第一个数值是 7000 万。孤独的数字不会持续孤独下去，总有另一个素数与之匹配。张益唐的研究成果成功地把大海捞针的力气活缩短到在水塘里、游泳池里、碗里捞针。两周之后，其他数学家利用张益唐的方法或者是改进方法，把数值进一步缩小到了 6000 万，4200 万，1300 万，40 万……。截至次年 2 月，在计算机的帮助下，数值缩小到了 246，与孪生素数猜想"2"只差几步之遥。

张益唐的这篇论文是《数学年刊》创刊 130 年来最快接受的论文，仅仅用了 3 个星期。而这篇论文的作者籍籍无名，没有正式教职，在一所不知名的大学里担任临时讲师，几乎没发表过专业论文。张益唐的证明，被认为是媲美甚至可能超过数学家陈景润"1+2"证明的重大发现，《自然》《科学美国人》《纽约时报》《卫报》等世界主流媒体纷纷争抢报道。2014 年，张益唐获得瑞典皇家科学院、瑞典皇家音乐学院、瑞典皇家艺术学院联合设立的 Rolf Schock 奖中的数学奖。同年 8 月，获邀在韩国首尔国际数学家大会闭幕式前做全会报告。9 月，获得麦克阿瑟天才奖，并得到美国普林斯顿高等研究院访问学者的邀请，被直接聘为正教授。短短数月间，这个之前世界数学界几乎都没人知道的中国人一夜成名，几乎拿遍了数学领域的所有荣誉，而此时的张益唐已经年近60 岁，这份迟来的荣耀沉寂了整整 30 年。

延伸

从华人数学家张益唐沉寂 30 年，以 60 岁高龄发表《素数间的有界距离》，赢得全世界数学家认可的这个案例中，我们看到了科学家耐得住寂寞、执着与坚持的敬业精神。

敬业说的是在工作上全力以赴、使命必达。当困难、挫折、危险和危机来临时，敬业就是分水岭，可以明确界定好工作者与差工作者。杰出、成功人士令人羡慕的创造力和洞察力，也并非与生俱来、一蹴而就的，而是在长期的工作甚至是无数次失败的经验和教训中积累和学习到的。大器晚成在学术界永远不陌生。张益唐就是在极其困难的情况下，爱岗敬业、不忘初心、不懈努力，以将近 60 岁的"高龄"，解决了数论中的一个重要疑难。在这个成就的背后，是他那跌宕起伏、比电影还精彩的，却始终恪尽职守、坚持数学事业的复杂励志人生。记者采访他时，他引用了杜甫的诗句"庾信平生最萧瑟，暮年诗赋动江关"。

处于人生低谷时，张益唐仍然能淡定地面对不公平的境遇，蛰伏几十年，无人理解，不受认可，仍然不放弃对数学的热爱和执着，不放弃对职业的坚持和努力，最终柳暗花明，成为传奇。天赋热爱可以有短暂的精彩，唯有敬业坚持才能赋予永恒。张益唐在数学领域的专业贡献，与我们的日常生活有着很远的距离，但是他向世界证明了中国数学家的能力与成就，这也是科学家的爱国情怀。

（黄鹏）

20. 美国莫尼卡·朗尼护士的乳腺癌误诊

名言

医病非难，难在疑似之辨。不可人云亦云，随波逐流，误人匪浅。

——明·王肯堂

案例

2007 年 3 月，时年 49 岁的美国注册护士莫尼卡·朗尼在密歇根州的契博伊纪念医院例行体检。因乳腺 X 射线检查发现异常，活组织切片病理诊断为乳腺原位癌，朗尼手术切除了右侧乳房约高尔夫球大小的组织，并完成了 6 个星期的放射治疗。术后 2 年，她随男友从密歇根来到了伊利诺伊，就职于当地中西部地区医学中心，并请肿瘤专家丹尼斯·西特林博士为她继续治疗。她得到了一个难以置信的消息：她根本没有患过癌症！西特林告诉她，她原先的诊断是错误的。手术、放疗、药物……还有害怕，都是不必要的。这个事件经《纽约时报》报道后引起了美国民众尤其是女性的极大关注。

朗尼女士原先的诊断医生 Linh Vi 博士是医院唯一的病理学家也是医院病理学部的负责人，但他并没有专业证书（Board Certified）。他从越南医学院毕业后，于 2003 年在密歇根州的契博伊纪念医院工作。在朗尼手术前，Linh Vi 博士将她的组织切片送往附近佩托斯基城的北密歇根地区医院征求意见，他们部分不同意 Linh Vi 博士的结论。佩托斯基城的医生律师后来在声明中表示，朗尼女士的病例处理过程没有任何玩忽职守，并引用医学文献资料"对乳腺病理有多种不同的解读"。

乳腺原位癌又叫"上皮内癌"、0 阶段癌或非侵入性癌症，是乳腺癌的早期病变，不正常的细胞只出现在上皮层内，未破坏基底膜或侵犯其他组织，外科手术可以去除，否则这些癌细胞有 30% 的可能转化为侵入性癌症。在 20 世纪 80 年代乳房 X 射线检查广泛应用之前，这种癌症很难被检查出来。现在，随着乳房 X 射线照相术和其他成像技术的进步，越来越小的病灶被发现，这对于病理学家是相当难度的挑战。《最后诊断》是一本描述病理科医生的书，里面写道："医生们在同一个病例上可以有不同甚至截然相反的意见。"全球最大的乳腺癌治疗与研究组织——苏珊科曼乳腺癌基金会（Susan G. Komen for the Cure）调查发现，大约有 9 万名乳腺原位癌或侵入性乳腺癌错误诊断的女性患者。乳腺原位癌普通针刺活检的误诊率达 17%。佛罗里达医学院病理学系主任 Shahla Masood 表示："过去 30 年中对原位癌的诊断一直充满争议、混乱，存在过度治疗与治疗不足等问题。"《纽约时报》评论这类诊断错误问题是由于"医学是不精确的科学，是经验科学"。美国每年要检查处理上万个活组织生物切片，其中许多切片的病理检查都在社区医院进行；与 Linh Vi 博士一样，许多病理学家在处理乳腺切片方面只有很少的经验。

乳腺癌极高的误诊率激发了数据技术的快速发展，科学家探索用不同的方法辅助病理学家的诊断，减少人为主观因素造成的误诊，支持向量机（support vector machine，SVM）算法在乳腺癌的诊断中发挥了意想不到的作用。医学实践与数据挖掘是先天的联盟关系，通过大样本的数据提供了"不可辩驳的事实"，对临床医学进行归纳、总结与推理，这种严格的科学范式为诊断提供了新的可能。

延伸

朗尼女士的不幸经历让我们意识到医学领域医学工作者专业和敬业的重要性。医学作为一门经验科学，需要医学工作者不断实践和探索学习。乳腺癌是全球女性常见的恶性肿瘤。我国女性乳腺癌发病率呈年轻化和上升趋势，每年多达 20 万人死于乳腺癌。早期检测可以改善乳腺癌结果、提高存活率，是乳腺癌控制的关键有效措施。案例中，无论是社区医院的医生 Linh Vi 博士还是北密歇根地区医院的病理医生们，他们都缺乏相关病理切片的实际诊断经验，以致无法做出明确诊断。错误的诊断对患者的无情伤害，体现了世界对现代医学更高的要求，只有爱岗敬业，通过不断发扬的创新精神、探索精神，才能在现有知识技能基础上不断拓展、探索创新，发现新方法，研究新技术。在大数据时代，科学和临床结合的最新研究成果，支持向量机模型（support vector machine，SVM）在乳腺癌诊断中意想不到的作用更是证明了这一点。

"一棵树，唯有深深植根于地下，才有枝繁叶茂的可能；一个人，唯有在自己的领域内不断钻研，深入探究，才能摆脱平庸。"我们应当基于现代研究的突破为传统疾病预防、诊断、治疗等方面做出更多示范，为患者提供更多帮助。"医病非难，难在疑似之辨"，加强自身的专业素质，将职业变为专业；持续探究、厚积薄发、不断钻研，从专业迈入敬业，用精湛的技术帮助患者解决问题，才是对患者最大的负责。

（赖小波）

21. 幽门螺杆菌的首次发现

名言

细节在于观察，成功在于积累。

——（美）爱默生

案例

幽门螺杆菌是一种杆菌，直径为 0.5μm，长度约为 3μm。大约一半的人的胃中会有幽门螺杆菌，但其中大约 85% 的人一生中不会出现任何症状。感染幽门螺杆菌的人一生中有 10%～20% 的机会患上消化性溃疡，其中 1%～2% 的人可能患上胃癌。

人们曾经认为胃炎和胃溃疡是由压力、紧张或辛辣食物引起的。由于胃液具有很强的酸度，因此没有细菌能够存活。然而，幽门螺杆菌巧妙地利用其螺旋结构在胃黏膜表面上钻穿黏液，在接近胃黏膜上皮的相对中性的环境中寄生。

1875 年，德国解剖学家发现胃黏膜中存在螺旋细菌。他们试图分离和培养细菌，但未能在体外培养。1893 年，意大利的朱利奥·比佐零观察到胃黏膜表面也存在螺旋细菌。1899 年，波兰的沃尔利亚沃斯基在胃液中发现了一种螺旋菌，他将其称为小弧菌并推测这是导致胃炎的主要原因。沃尔利亚沃斯基是世界上第一个提出该理论的人，但依然没有引起足够的重视。到 20 世纪，世界各地的医生和学者都在胃黏膜表面发现了这种螺旋状的细菌。1975 年，斯蒂尔首次用电子显微镜观察到胃黏膜中存在螺旋细菌。

1979 年，澳大利亚病理学家罗宾·沃伦才首次在病理标本中看到了这种细菌，并对它产生了浓厚的兴趣。1981 年，他邀请澳大利亚年轻医生巴里·马歇尔合作。马歇尔对幽门螺杆菌的兴趣始于他给一位 80 岁的胃病患者使用了抗生素。两周后，这位老病人高兴地告诉他，他再也没有胃痛了。自此以后，两人开始投入大量时间来分离螺旋细菌，尝试在体外进行培养以确认其存在和致病性。不幸的是，反复试验没有结果。因为他们没有意识到幽门螺杆菌不同于其他细菌。在之前所有的试验中，他们只培养了两天。如果未见到细菌，则将其丢弃。1982 年的万圣节，两人又再次尝试，将细菌放在含有培养液的培养皿中，放入培养箱中，然后回家度假。也许是节日的气氛过于热烈，或者是他们本不抱希望。欢快的节日让他们忘了实验室中还有细菌在培养。5 天后，马歇尔接到实验室助手兴奋的电话，要他速来实验室，他们终于培养成功了。

成功培养幽门螺杆菌的马歇尔和沃伦开始向社会介绍他们的新发现。他们试图告诉医学界，胃溃疡甚至胃癌可能是由这种细菌引起的，根治幽门螺杆菌是治疗胃炎和胃溃疡的有效方法。马歇尔参加了澳大利亚皇家医学会的年度会议，发表了他们的研究成果。但是，大多数医生认为这是荒谬的。他们没有灰心，而是继续写信给著名的《柳叶刀》杂志，阐明他们的观点，结果却是他们的信件被束之高阁。马歇尔开始到处写信寻求帮助，大多数制药公司都没有意外地忽略或嘲笑这项改变传统制药公司的治疗方法的提议。

最后，通过他们的努力，终于得到了一家小型制药公司的支持，并开始进行一些小规模临床试验。与抗酸剂相比，采用抗生素治疗胃炎或消化性溃疡的疗效更为显著。1983年，马歇尔将这项研究成果在国际微生物学会上进行交流，令参加会议的微生物学家颇感震惊。这给了他们极大的鼓舞，再次创作论文向《柳叶刀》投稿。但没有意外，再次被拒绝。因为在当时，抗酸剂是一个价值30亿美元的巨大市场，谁都不愿意这个巨大的蛋糕被打破，因此，无论他走到哪里，都受到了无情的嘲讽和冷淡的拒绝。

1984年，马歇尔和沃伦终于在《柳叶刀》上发表了开创性的论文《在胃炎和消化性溃疡患者的胃中发现未鉴定的弯曲杆菌》。同年，马歇尔再次参加国际微生物学会并发表了幽门螺杆菌理论。午餐时，他听到了一群来自世界各地的消化道医生的嘲讽，说一位澳大利亚医生认为细菌能够生存很荒谬。

马歇尔很生气，回到了澳大利亚。他拿起一大杯含有很多螺旋藻的培养液并喝了。几天后，他开始出现腹痛呕吐。5天后，他在痛苦中醒来。10天后，胃镜检查证实存在胃炎和大量幽门螺杆菌。只有到那时，他才告诉受惊的妻子他已经对自己做了实验。1985年，他们在《澳大利亚医学杂志》上发表了有关这种勇敢行为的论文，令人难以置信的是，这篇文章沉默了近十年，他们依然没有得到应有的关注。在这寂静的十年中，马歇尔于1986年移民到美国，诸如《读者文摘》之类的美国媒体开始争相报道"豚鼠医生自行治疗并治愈溃疡"这一新闻，马歇尔的知名度开始上升，他和沃伦的研究成果也吸引了越来越多的关注。

1989年，该细菌正式命名为幽门螺杆菌，美国国立卫生研究院和美国FDA开始接受并宣传这一新观点。从1993年到1996年，马歇尔和沃伦的名字不断地出现在世界媒体上。1994年，美国国立卫生研究院发布了新指南，该指南提出大多数复发性消化性溃疡可能是由幽门螺杆菌引起的，并建议使用抗生素。2005年，马歇尔和沃伦因其发现而获得了诺贝尔生理学或医学奖。

延伸

本案例介绍了马歇尔和沃伦从开始被学术界耻笑到经过努力被广大学者认可，最终获得诺贝尔生理学或医学奖的故事。我们看到了科学家的敬业精神，对工作对事业全身心忘我投入的精神境界，以及认真踏实、恪尽职守、精益求精的工作态度，始终保持高昂的工作热情和务实苦干的精神。

该案例同时也为我们诠释了科学研究需要坚持不懈、勇于探索的精神。科研道路上难免遇到困难、失败，甚至是同行的否定，但仍需坚持不懈，立足实践，不断探索，相信前途是光明的，不断验证、检验真理，经过不断努力，最终获得认可。

（徐志波）

22. T 分布和统计界的扫地僧——威廉·戈塞

名言

任何研究工作都应有所创新。创新的基础，一是新概念的指导，二是新方法的突破。

——王鸿祯

案例

威廉·戈塞，全名威廉·希利·戈塞（William Sealy Gosset），英国化学家、数学家与统计学家，他以笔名 "Student" 著名。1899 年，戈塞加入健力士酒厂，由于牛津大学化学和数学方面的学习背景，他加入该公司后的主要任务是研究如何准确估计加入发酵体系中的酵母菌数量。

我们知道，酿制啤酒的时候需要先将酵母菌在瓶子中进行扩大培养，然后再将合适数量的酵母菌加入对应的发酵体系中。传统的估算方法是采用一次抽样，与著名统计学家卡尔·皮尔逊的观念非常吻合，即我们并不直接算出瓶子中的酵母菌数量，而是通过抽样并观察样本的数量来推测总体的数量。但在实际操作中存在一个问题：瓶子中总酵母菌数量由于菌群的繁殖或死亡在不断变化，如何准确地通过抽样来估算这个总体呢？

戈塞发现，酵母菌的数目在单位体积内的绝对值在不断变化，但这个变化具有规律性，即符合一种概率分布。简而言之，虽然无法知道在特定的时刻这个绝对的值是多少，但是可以知道此时这个绝对值落在某一个范围内的概率是多少。而戈塞发现瓶子中的酵母菌数量概率分布符合仅有一个参数的泊松分布。在知道分布形式之后，戈塞引入合适的估算公式来更加精确地通过抽样估计总体的酵母菌浓度。

戈塞发现，皮尔逊理论依赖于大量的样本数来估计总体，而实际中获得大量的样本资料或者进行大量抽样有较大困难，那么有没有办法来分析小样本的资料？皮尔逊的理论有一组分布函数，称为偏斜分布，计算时需要 4 个参数，即平均数、标准差、对称和峰度。当抽样数量够大的时候（通常要 30 次及以上），"样本平均数与真正平均数差"与标准差之间的比值（记作 t）的分布趋近于标准正态分布（平均值为 0，标准差为 1）。

戈塞想要回答的是，在小样本条件下，这个 t 值的分布是否依然遵从标准正态分布？因此采取了如下研究方法：首先戈塞获得了足够多的英国犯人的身体特征数据如身高等作为总体，计算出平均值，并且假设这个是真正的总体平均值。然后每次挑选出 4 个数据，获得一个样本数为 4 的小样本以模拟实际中的小样本抽样，并计算出平均值、标准差以及比值 t_0 经过上千次重复后，戈塞发现小样本下 t 的分布并不服从标准正态分布，并且根据他的重复抽样数据，给出了 t 的理论分布，而这一分布就是现今所有统计学教科书中固定的内容：t- 分布，也叫学生氏 t- 分布。

从 1907 年起，戈塞陆续整理自己的研究成果，并发表在皮尔逊主编的《生物统计》上，署名一致为 "Student"。1908 年，戈塞便在第二篇论文《论平均值的偏差概率》（The Probable Error of A Mean）中详细阐述了他关于 t 分布和 t 检验的划时代发现。这篇论文虽然充满了复杂的数学计算和诸多公式，但是由于它简洁明了的写作方式以及其重要的科学成果，使得这篇文章成为统计学史上的经典之作。

这篇论文发表后一开始反响平平，直到另一位著名的统计学大师罗纳德·费舍尔爵士给出了戈塞的 t 检验的实际意义和数学证明之后，这一重要统计学工具才被人重视起来。在费舍尔的建议下，戈塞随后发表了用于 t 检验显著性的著名的"学生氏 t- 分布表"。至此，t 检验也正式被称作"学生氏 t 检验"。

除了在统计学上的贡献，戈塞也一直在健力士酒厂中发挥着重要的作用，直至 1937 年成为健力士酒厂首席酿酒师。至今，在健力士酒厂位于都柏林的旗舰店 Guinness Storehouse 内，还有一块纪念戈塞的牌子，上面写着"化学家，统计学家，威廉·希利·戈塞，1876—1937，首席酿酒师，学生氏 t 检验"。

延伸

从威廉·希利·戈塞通过统计方法发现 t- 分布的案例中，我们看到了科学家的敬业精神。一位酿酒师是英国现代统计方法发展的先驱，小样本理论研究的先驱，为研究样本分布理论奠定了重要基础，被统计学家誉为统计推断理论发展史上的里程碑。虽然看上去是一个小小的人物，但正是他默默无闻地开展研究，正是他通过不断探索科学的奥秘，怀揣着科学的态度不断深入探索，不求名利，不断学习，热爱科学，勇于创新，用科学的严谨的思维来对待任何事物，才能获得成就。

（郑卫军）

23. 血型发现者——卡尔·兰德斯坦纳

名言

真理的大海，让未发现的一切事物躺卧在我的眼前，任我去探寻。

——（英）牛顿

案例

血型，是指血液成分表面的抗原类型，是以血液抗原表现出来的一种遗传性状。通常所说的血型是指红细胞膜表面的特异性抗原类型。

对血型和输血的认识，人类走过了一条曲折的、鲜血铺就的道路。最开始人类认为红色的血液都是一样的，人和动物的血可以通用，于是用绵羊的血输给失血的伤员，结果造成伤员死亡，当时人们认为是流血过多的原因。随后发现，只能输入人血才能救命，但是却会造成部分伤员死亡加速，具体原因没有人知道，血型在当时还是未知的。

血型的发现要感谢一个人——奥地利著名医学家、生理学家卡尔·兰德斯坦纳（Karl Landsteiner）。1900 年，他在维也纳大学病理研究所的实验室中研究发热病人血清中的溶血素，机缘巧合之下发现正常人血清中存在一种凝集素，能够凝集其他人的红细胞。他马上联想到了输血反应，输血者红细胞和受血者血清之间是否也存在类似的凝集现象？于是，他召集了实验室的 5 位同事，用包括自己在内的 6 个人的血液，分离血清和红细胞，做了一次实验。他发现在载有同一个人血清的 6 个载玻片上，分别滴入 6 个人的红细胞，会出现"凝集成絮团状"和"不凝集呈现均匀淡红色"两种不同的现象。兰德斯坦纳把 6 个人的血清按照同样的方法都试验了一遍。结果发现，如果每个人的血清和自己的红细胞相遇，都不会发生凝集；而不同人的红细胞和不同人的血清相遇，就可能出现不同的结果。根据上述结果，兰德斯坦纳把血型划为 A型、B 型和 C 型（后来改为 O 型），并在 1901 年正式对外宣布。此外，兰德斯坦纳还指出不同血型的红细胞和血清相混而产生的凝集会堵塞毛细血管，是导致输血反应的真正原因；只要输血前预先测定病人的血型，选择血型相同的输血者，就可以保证输血的安全。

1902 年，兰德斯坦纳的学生狄卡斯德罗医生重复了老师的实验，155 名正常人中有151 人的反应类型与兰德斯坦纳的研究结果一致，但另外 4 人的红细胞仅和自身血清不凝集，与其他人的血清都发生凝集，这提示有第四种血型存在，狄卡斯德罗医生称之为D 型，即现在的 AB 型。由于这种血型的人较少，仅占人群的 10%，兰德斯坦纳只做了6 个人的实验，所以没有发现它。1907 年，捷克医生扬斯基总结归纳了这四种血型的相互关系，把血型统一划分为 A 型、B 型、O 型和 AB 型。几十年来，在 ABO 血型的基础上，包括兰德斯坦纳在内的医学科学家们深入研究，陆续发现了 MN、P、Rh 等许多血型类别。目前，人类共有 35 个血型系统，上百种血型。

ABO 血型的发现，为临床输血铺平了道路，通过人与人之间的输血，挽救了无数的生命。基于兰德斯坦纳划时代的重要发现，他被授予 1930 年的诺贝尔生理学或医学奖，被誉为人类"血型之父"。从 2004 开始，每年 6 月 14 日都是"世界献血者日"，之所以选中这一天，是因为 6 月 14 日是卡尔·兰德斯坦纳的生日。

延伸

从卡尔·兰德斯坦纳发现血型的这个案例中，我们看到了科学家的敬业精神。自古以来人们对血液就有着莫名的崇拜，古时候的人们认为血液是万能的，从而牺牲了无数的生命去解救不需要血液治疗的病人。到目前为止，依然有部分民族保持着血祭的风俗，而古人滴血认亲的思维方式正是因为对血型遗传的模糊认识。卡尔·兰德斯坦纳坚持认真执着、献身科学的职业信念，通过反复实验寻找其中的科学真相，孜孜以求获得了 ABO 血型的真相，从而为人类输血史和血液研究奠定了基础。

真理的大海广袤无边，唯有爱岗敬业，才能精于专业，才能探索未知的真相。常言道"干一行，就要爱一行"，"没有敬业，你就无法把事情做到淋漓尽致；没有专业，你就无法脱颖而出"。人类对自己的"生命之泉"——血液的正确认识，就是源自于科学家对真理的不懈探索。在血液学研究方法不断进步的今天，尽管血细胞分析仪、流式细胞仪等先进仪器层出不穷，但是我们依然会遇到临床上无法解释的异常检测结果，面对这些异常现象时不要轻易放过，始终保持认真仔细的工作精神、探究真理的科学态度以及孜孜以求的敬业精神，会让我们发现生命中所隐藏着的无数的秘密。

（许健）

24. 胰岛素的传奇——班廷

名言

打开一切科学的钥匙都毫无异议地是问号，我们大部分的伟大发现都应当归功于如何？
而生活的智慧大概就在于逢事都问个为什么？

——（法）巴尔扎克

案例

1869 年，德国医学院 22 岁的保罗·朗格汉斯（Paul Langerhans）在毕业论文中描述了可以在显微镜下观察到的胰腺周围不同的岛细胞簇（今天我们称之为"胰岛"），并推测这些岛细胞簇可能是激素分泌的部位。但导师们认为他的论文并不具有创新性，所谓的"岛细胞簇"实际上是淋巴结。这一结论导致朗格汉斯毕业时得不到学位。朗格汉斯 41 岁时死于尿毒症，许多年后，为了纪念他，"胰岛"也被称为"朗格汉斯岛"。

1888 年，俄罗斯科学家巴甫洛夫研究了犬的消化生理，通过犬的瘘管手术研究了食物与消化液之间的关系，并通过深入研究证实了胰腺分泌物的消化功能。这一贡献使他获得了诺贝尔生理学或医学奖。1889 年，受俄国科学家巴甫洛夫的启发，两位德国科学家梅林和明科斯基开始探索胰腺在消化过程中的作用。但是在工作中，他们偶然发现了一只胰腺已被切除的狗的尿液吸引了大量苍蝇。通过尿液测试，他们发现狗的尿液中确实含有高糖，这只狗患有糖尿病。

这一实验目的之外的发现打开了一扇改变人类健康命运的大门——胰腺和糖尿病之间的关系得到证实。该发现使全世界的科学家忙碌起来。他们必须弄清楚胰岛会分泌哪些激素及如何提取这种神秘激素。

1917 年，一个年轻的加拿大人班廷终于掌握了人类健康的秘诀，胰岛素的传奇开始了。这个加拿大男孩有着不幸的经历，当他于 1917 年从多伦多大学毕业时，却没有得到应有的完整医学培训。当时，整个世界都受到第一次世界大战的影响。班廷曾经在一年的时间里没有上过任何课，总共只记下了五页笔记。毕业后为了谋生，他开设了诊所，同时在当地的一所医学院兼职任教。1920 年 10 月 30 日，班廷准备上课时，他读了一个病例报告，即患者的胰管被结石阻塞后，分泌消化酶的消化腺萎缩，但胰岛细胞仍然存活良好。班廷由此获得灵感——如果模仿结石的情况，可以通过手术结扎狗的胰管，然后在消化腺萎缩后提取出神秘的激素！

为了梦想，班廷关闭了诊所，辞去了兼职工作，回到了母校多伦多大学，找到了当时的糖尿病权威麦克劳德教授。但是麦克劳德却表现得不冷不热。因为班廷想要解决的是无数人未能解决的问题，这个 20 多岁的家伙看起来简直就是一时兴起。

但最终麦克劳德还是答应了班廷，不是因为他独具慧眼，而是因为班廷要的东西实在是太容易满足了——他只要 10 条狗，1 个助手，8 个星期。麦克劳德给班廷安排了一个阴暗狭窄的小房间，并派了只有 21 岁的医科学生查尔斯·贝斯特以及 10 条狗。给狗做胰脏导管结扎手术，对班廷来说显然是小菜一碟，贝斯特也是个勤奋认真的小伙子，他们不断地进行造模，当狗的胰腺萎缩时，通过手术提取所需的物质，然后将其注射到糖尿病犬的静脉中，通过检测糖尿病犬的血糖水平来确定他们提取的物质是否真的存在。

8 周很快就过去了，狗一条又一条地死掉，实验依然没有实质性的进展。而麦克劳德对班廷和贝斯特的进展倒是不闻不问，自顾自去欧洲讲学去了。天气越来越热，实验环境越来越差，终于有一天，贝斯特突然发现有一条狗的血糖已经下降到了正常水平，一个小时之内，他们目睹了那只糖尿病狗从无法抬起头，到可以坐起来，甚至最终站立！

那个无数医生、科学家梦寐以求的神秘物质终于被这两个年轻人揭开了面纱。他们俩为之取名为"岛素"，也就是我们今天说的"胰岛素"。实验只成功一次显然是不够的，能够重复实验结果才算是成功的实验。因此，班廷从屠宰场得到了 9 只牛的胰脏，把牛胰脏用酸化酒精处理之后提取出来的胰岛素依然有效，糖尿病犬的血糖在注射牛胰岛素之后直线下降。

现在的问题是，这种动物身上提取出来的胰岛素能否用在人的身上呢？班廷决定先在自己身上注射，但贝斯特认为应当由他来冒险。当天晚上，两人不约而同地偷偷在自己身上注射了牛胰岛素，完成了人体实验，确定牛胰岛素应用在人体是安全的，这种无私和无畏也终给他们带来好运。

幸运接踵而来。1922 年 2 月 8 日，班廷医学院的一位同学乔由于患上了糖尿病，并迅速恶化，生命垂危之际，乔抱着一线希望来到了班廷的实验室，请求在自己身体上试用仍在试验阶段的牛胰岛素，班廷同意了。时间一点一点过去，大家却观察不到任何效果。班廷按捺不住，不敢正视乔的眼睛，直接跑出了实验室，他觉得自己从动物身上提取出来胰岛素对人体不起作用。而乔看着班廷冲了出去，明白过来自己的最后一线生机其实只不过是个梦想，希望破灭，沮丧不已。犹豫中的贝斯特劝说乔再注射一定的剂量，而乔实际上现在连拒绝的力气都没有。仅几分钟的工夫，奇迹发生了，乔表示说自己感觉好多了；又过了一会儿，乔说自己已经很久没有觉得自己的脑子如此清醒，两腿也不再沉重了。贝斯特冲出大门，把好消息告诉了正垂头丧气的班廷。

直到那时，班廷才开始觉得自己无法坐下，再没有理由等待。班廷抛弃了所有工作，调动了所有资源，将其投入到胰岛素实验的后续工作中。后来，为了解决批量生产和杂质的问题，他们与美国的礼来公司合作，成功地从屠宰场获得的动物胰腺中分离出足够的胰岛素，向全球糖尿病患者供应。在不到两年的时间里，胰岛素已在世界各地的医院中使用，并取得了空前的成果。

1923 年 10 月，瑞典的卡洛琳研究院决定将该年度的诺贝尔生理学或医学奖颁给班廷及麦克劳德两人。为纪念班廷的巨大贡献，世界卫生组织和国际糖尿病联盟将班廷的生日——11月14日定为"世界糖尿病日"。

延伸

从班廷历经艰辛最终发现胰岛素这个案例中，我们看到了科学家的敬业精神。年轻无名的班廷，积极进取，为了信念，承受各方压力，克服种种困难，甚至舍身于研究，最终发现胰岛素，获得诺贝尔生理学或医学奖的伟大成就。这个案例为我们展现了对工作对事业全身心忘我投入的精神境界，以及认真踏实、恪尽职守、精益求精的工作态度，始终保持高昂的工作热情和务实苦干精神，把对社会的奉献和付出看作无上光荣，以正确的人生观和价值观去指导和调控的职业行为。

该案例也为我们诠释了科学研究需要坚持不懈、勇于探索的精神。班廷为了目标，在曲折的探索道路上，坚持不懈，克服重重压力，排除万难，勇于探索，不断前进，最终获得成功，提取出神秘的胰岛素，成为医学史上一个伟大的成就，造福人类。医学研究需要不断进步，而医学生需要培养这种坚持不懈、勇于探索、不断前进的科学奉献精神。

（徐志波）

25. "世号仙翁，方传肘后"——葛洪

名言

> 知识是从刻苦劳动中得来的，任何成就都是刻苦劳动的结果。
>
> ——宋庆龄

案例

葛洪（284—364），东晋著名医药学家，字稚川，自号抱朴子，晋代丹阳郡句容（今江苏句容县）人。

葛洪出身江南士族，家境优渥，而他性格内向，不善交游，但从小热爱读书，手不释卷。葛洪13岁时，父亲意外去世，从此家道中落，只得在劳作之余用砍柴换来的纸笔抄书学习，常常到深夜也不愿休息。葛洪读书涉猎甚广，知识渊博，深得乡人敬佩，称其为抱朴之士，他遂以"抱朴子"作为自号。

葛洪16岁时拜郑隐为师，深受郑隐修仙、遁世思想影响，常有归隐山林炼丹修道、著书立说之意。晚年的他毅然放弃自己关内侯的高位，在广东罗浮山中隐居，炼丹采药之余著书立说。明代陈嘉谟在《本草蒙筌》中以"陷居罗浮，优游养导，世号仙翁，方传肘后"来概括他的一生。

葛洪一生创作的著作约有530卷，除流传至今的《抱朴子》和《肘后备急方》以外，大多已散佚。《抱朴子》是一部综合性著作，分内篇20卷、外篇50卷。内篇属于道教著作，主要讲的是神仙方药、鬼怪变化、养生延年、禳邪却病等事，但其中《金丹》《仙药》《黄白》等部分是总结我国古代炼丹术的名篇，对后代影响极深；外篇讲的则是人间得失、世道好坏等"人间琐事"，但也写出了如《钧世》《尚博》《辞义》等著名文论著作。《肘后备急方》（简称《肘后方》）是中国第一部临床急救手册。其收录的方药因其具有获取容易、价格便宜、行之有效的特点，广受劳动人民的欢迎。除此之外，据史籍记载，葛洪的医学著作还有《金匮药方》100卷、《神仙服食方》10卷、《服食方》4卷、《玉函煎方》5卷，可惜均已失传。

葛洪治学严谨，为编写著作，自经史百家到杂文短章，共读了近万卷。《抱朴子·外篇》"勖学"中，葛洪对自己的苦读有详细记载："孜孜而勤之，夙夜以勉之，命尽日中而不释，饥寒危困而不废，岂以有求于世哉，诚乐之自然也。"《肘后方》自序里"收拾奇异，捃拾遗逸，选而集之"，也是他严谨治学的真实写照。

葛洪不仅重视从书本中学习知识，还重视走到群众中去学习他们的实践经验。葛洪曾拜各行各业的人为师，他的伯祖父葛玄在吴之时，曾将炼丹学道的本事授给弟子郑

隐。葛洪知道后，就去拜郑隐为师，把那套本事学了过来。后他又拜精于医药和炼丹的南海太守鲍靓为师。鲍靓见其虚心好学，年轻有为，不但把技术毫无保留地传授给他，而且把精于灸术的女儿鲍姑也嫁给了他。

葛洪在学术上的成就不仅归功于他的苦读与好学，还得益于他对客观事物深入细致的观察。他长期对各种病症进行细致观察，并将其记录在《肘后方》中，其中有许多是医学文献中首次记载的。比如对沙虱病的记载："山水间多有沙虱，甚细，略不可见。人入水浴，及以水澡浴，此虫在水中著人身，及阴天雨行草中，亦著人，便钻入皮里。其诊法：初得之皮上正赤，如小豆黍米粟粒，以手摩赤上，痛如刺。三日之后，令百节强，疼痛寒热，赤上发疮。此虫渐入至骨，则杀人。"这是一种由形似小红蜘蛛的恙虫幼虫（恙螨）作为媒介而散播的急性传染病，流行于东南亚、我国的台湾和东南沿海等地。直至 20 世纪 20 年代，国外才逐渐发现了恙虫病的病原是一种比细菌小得多的"立克次体"，并弄清了携带病原的小红蜘蛛的生活史。而葛洪早在 1600 年以前，在没有显微镜的情况下，就将该病的病因、病状、发病地点、感染途径、预后和预防进行了清晰的描述，还指出此病见于岭南，与今天临床所见竟无二致，这不能不说是了不起的事。

又比如，书中还记载了一种因瘸犬咬人引起的病症，病人非常痛苦，只要受到一点刺激，听到一点声音，就会抽搐痉挛，甚至听到倒水的响声也会抽风，因此，有人把这种病叫作"恐水病"。葛洪想到《黄帝内经》所记载的，治病要用"毒"药，没有"毒"性治不了病。于是他首创性地应用狂犬的脑敷贴在被咬伤的创口上，以治疗狂犬病的方法。狂犬脑中含有抗狂犬病物质，到 19 世纪法国巴斯德才作了证明。书中对天花（天行斑疮）症状、结核病（尸注、鬼注）等的记载，也是医学文献中最早的相关记录。葛洪不但明确记载了病状和发病过程，而且明确无误地指出它们的传染性。所以，称葛洪为"传染病学专家"，一点儿也不过分。葛洪治学除了重视读、问、看外，还十分重视实验。这充分表现在他对炼丹术的研究上。葛洪继承和发展了前人的成果，把炼丹术具体化、系统化，在罗浮山日夜守着丹炉，进行了许多实验，反映出他孜孜不倦的研究精神。

《肘后备急方》距今虽然已有 1000 多年历史，但对今天的中医药研究依然具有启发意义。例如诺贝尔生理学或医学奖获得者屠呦呦在发现青蒿素的演讲中提及："当年我面临研究困境时，又重新温习中医古籍，进一步思考东晋葛洪《肘后备急方》有关'青蒿一握，以水二升渍，绞取汁，尽服之'的截疟记载。这使我联想到提取过程可能需要避免高温，由此改用低沸点溶剂的提取方法。"面对世界性的疟疾难题，流传千载的中国古代医书给了现代科研人员关键性的启示。

延伸

从葛洪的生平描述可以看出，葛洪从小就热爱学习，又不断在生活中学习人民群众的实践经验，同时，他会对客观事物做深入细致的观察，并擅长对观察到的现象进行系统总结。葛洪在中医急症诊治中做出巨大的贡献，显然离不开他潜心好学、乐于观察、善于实践的敬业精神！

　　身为医学生的我们，也要学习葛洪的这种精神。正是因为他对治病救人这一神圣职业的热爱，刻苦专业，敬业奉献，以及对疾病症状细微观察、对病史不断总结，才能对疾病的病因、症状、发病、传播途径、预后和预防总结得如此准确。在现在的临床工作中，我们也要时刻具备这种善于观察、见微知著的精神，尤其是在患者无法提供准确病史、临床诊断不明确时，更需要我们对其症状表现细微观察，将一条条细微的临床表现串联起来，最终做出明确诊断。此外，敬业不能只表现在对工作态度认真、负责，作为一名临床医生，疾病的种类千千万万，我们不能止步于学校里所学的知识，而应该时刻保持一颗勤奋、好学的心，通过不断地求知问道，丰富自身的才学，才能治愈更多的病患，为人类社会贡献自己的一分力量。

（周冰之）

26. "靳三针"的创制者——靳瑞

名言

不读书穷理，则所见不广，认症不真；不临证看病，则阅历不到，运动不熟。

——清·宁松生

案例

1996 年，靳瑞所创立的"颞三针疗法"获世界卫生组织（WHO）、世界针灸学会（WFAS）、美国针灸学会（AAA）联合颁发的金奖。

靳瑞从小学习家传的医术，随先祖学习中医，18 岁时考入广东中医专科学校就读中医本科，毕业后留校任教，毕生从事教学及医疗工作。20 世纪 50 年代，他成为中山医学院第二附属医院针灸科的一名医生；20 世纪 60～70 年代，参与广东地区乙型脑炎、脑型疟疾、流行性脑膜炎的治疗和研究，对脑神经疾病富有心得和经验；20 世纪 80 年代，开展对智力障碍儿童治疗的研究。他发明了"颞三针"治疗中风后遗症、"智三针"治疗智力障碍儿童、"启闭针"治疗自闭症等，这些针法被国内外统一誉为"靳三针"。靳瑞年逾古稀时，仍多次与国家和省市部门领导到英、美、法、意、加、日等国家，以及中国香港地区参加学术会议和讲学，宣扬中国针灸医学，让"靳三针"传播到全世界。目前国内外许多医院都设立了"靳三针"门诊，"靳三针"在国际针灸界享有盛誉。

说起"靳三针"疗法的发明，这源于一次偶然的治病经历。20 世纪 70 年代初，靳瑞每年有半年时间在海南从事脑型疟研究，同时也为附近的居民看病。当地由于气候、环境的影响，患过敏性鼻炎的病人很多，在替一位患过敏性鼻炎十多年的患者治疗时，靳瑞在其迎香穴采用穴位注射疗法，第一次针后，病情顿减。几天后再次注射时，病情已基本痊愈。到第三次注射，病人疑惑地问："不是全好了吗？为何还要注射？"靳瑞告诉他，这是为了巩固疗效，避免复发。三针之后，病人多年的过敏性鼻炎再也没有复发。后来病人问，这是什么方法，靳瑞当时没有思想准备，心想既然病三次就好，那就叫"鼻三针"好了。结果一传十、十传百，附近的病人都来找他看病，治好的病人多了，"鼻三针""靳三针"的美名也就从那时传开了。1979 年救治脑型疟研究结束，靳瑞返回广州中医学院筹办针灸系，并任针灸系主任和针灸研究所所长。国家中医药管理局要他总结中华人民共和国成立四十年的中医药成就，靳瑞任编委，主持针灸学部分，于是他把中华人民共和国成立以来全国最有代表性的针灸临床研究资料输入电脑，反馈出来，分析总结上报。之后，他把针灸治疗最有代表性的常见病，使用最多的穴位，每种病选三个穴，并结合自己几十年的针灸临床、研究经验，通过他指导的硕士、博士研究生，利用高校先进的研究设备进行大量临床和实验研究，得出针刺三个穴位治疗一种疾病的方法。有一次靳瑞受邀在巴黎义诊，病人络绎不绝，当地记者前来采访时发现，他的处方都是三针，于是发表了"靳三针轰动巴黎"的报道。由此，人们都称靳瑞为"靳三针"。由于靳三针疗效好，患者满意度高，代表了针灸学发展的新方向，被称为岭南新学派。许多专家学者撰写了大量关于研究"靳三针"的论文和论著，使"靳三针"疗法在世界范围不胫而走。

"靳三针"的名称体现了中医与周易之间很深的联系：《周易》中认为三为阳数，属少阳，阳之初生，朝气蓬勃，历久不衰，三有生生不息、无限扩展之意。因此，三针的叫法有一定的寓意。靳瑞倡导的靳三针组方有以下几个特点。

（1）将传统医学与现代医学相结合。"靳三针"在传统针灸学的基础上有很多创新，靳瑞充分借鉴和吸收现代医学的内容，使传统针灸配方更加合理化、科学化和现代化，这是"靳三针"疗法的一个重要特色。比如他治疗小儿智力障碍，根据人脑的记忆、思维中枢在头皮的投影区域，取智三针、四神针为主穴，又因为智力障碍患儿多有肢体功能障碍，所以再加脑三针。这样的穴位组合，使临床疗效明显提高。

（2）"靳三针"是一种大胆的发明。正如"舌三针"是由上廉泉、左廉泉、右廉泉组成，主要治疗语言障碍、哑而不言、吞咽困难、流涎等疾病，古人多用任脉的廉泉穴，但疗效不及"舌三针"；"足智针"由涌泉、泉中、泉中内组成，传统医学认为涌泉具有让昏迷的人快速醒来的功效，而靳瑞新创泉中内的位置又在肾经的循行线上，加强了涌泉的作用，按照现代医学的观点来讲"足智针"又能通过神经生理反射刺激大脑，临床广泛应用于儿童自闭症、语言障碍、智力低下等疾病。

（3）根据腧穴的治疗作用组合取穴。"靳三针"的组穴中许多穴位邻近，属于局部取穴法，如"颞三针""舌三针""足三针"等，靳瑞将古人的以疼痛部位作为治疗部位转化为以疾病所在的部位作为治疗部位，重视在局部取穴，因为穴位的近治作用是一切穴位共有的性质。他认为这种配穴方法充分加强了穴位之间的促进作用，更容易取得疗效。

（4）根据经络的循行路线组合取穴。"靳三针"组穴中，部分穴位是远近结合、上下结合组成的。例如"腰三针"（肾俞、大肠俞、委中）专治腰部疾患，取肾俞和大肠俞是病变所在部位的穴位，属局部取穴；委中则是根据与腰部有关联的经络的循行路线取穴。这种组方体现了经络所经过的地方就是治疗部位的针灸治疗方法。

（5）"靳三针"取穴简捷。"靳三针"组方均以三个穴为一组，突破了传统的穴位搭配形式，也避免了常规针刺时取穴过多的弊端。根据针灸处方一穴为主、二穴为次的特点，力求取三穴而能达到效果最大化。以"四神针"与"手智针"为例，既可单纯用于小儿多动症的治疗，又可灵活配穴用于其他治疗中。

（6）根据实际病情选穴。靳瑞认为针灸治病的主要特色在于仔细分析病情，抓住疾病本质，重视经络和选穴的要领。在"靳三针"处方中，原则上以三针为主，再结合分析具体病情后选择配穴。有某一种症状用某一组穴位，可完善和补充各类三针处方，加强治疗效果。三针加以配穴则主次分明，就像中药处方中的君、臣、佐、使，使穴与疾病相符合，是针灸处方中难得的模式。

"活到老，干到老"是靳瑞常挂在嘴边的名言，他除了每年春节前后 10 天，平时几乎每天都要运用针灸给病人治病，同时作为全国老中医药专家学术经验继承工作指导老师，还带教指导大批博士研究生和学术继承人，跟随靳瑞学习"靳三针"疗法的海内外学生更是不计其数。靳瑞常说："我的学生不能只是看学位如何，凡是跟我学习过的，并真正地运用我的方法去开展医疗实践、为患者服务的，我都承认他是我的学生和传人。"靳瑞对学生的鼓励是非常积极的，只要学生真正勤奋钻研，靳瑞在物质和精神方面的支持也是不遗余力的。在靳瑞门下学习的弟子也受到巨大的精神激励，充满信心，敢于进取，有所成就者不在少数。海内外"靳三针"弟子继续在靳瑞的指引下，发展"靳三针"疗法，弘扬中国医学，继续向人类医学的一个又一个难题进军，为保护人类健康而努力！

延伸

通过靳瑞创立"靳三针"的由来及发展过程的案例学习，我们看到了靳瑞的敬业精神。通过靳瑞 40 多年的努力，才使"靳三针"独特的组方配穴特点取得了显著的临床疗效，不断被推广，其学术影响远波海外。"靳三针"疗法来源于实践，服务于临床，它的形成不仅具有丰富的理论内涵，而且是靳瑞 40 余年亲身临床实践的结晶，也倾注了其弟子的心血，对当代针灸疗法的发展起到了一定的推动作用。作为新一代中医学子，我们应该取精用宏，继承和发扬这一疗法，并进一步对其进行推广，以造福于人类。

与此同时，我们通过这一案例学习也应该对针灸的继承与发扬前景充满信心，而其关键就在于不断总结与思考。正如靳瑞教我们的，中医学的发展，首先要做好继承，没有继承，发展就无从谈起。另外，中医学的发展，如果不借助外在的力量，只是依靠自身很难发展。因此，可以求助于现代的科学技术，使中医体系更加完善，更好地指导临床。

（韩德雄）

27.《针灸大成》——杨继洲

名言

夫大医之体，欲得澄神内视，望之俨然，宽裕汪汪，不皎不昧。省医诊疾，至意深心，说察形候，纤毫勿失，无得参差。虽余曰病易速救，要须临事不惑，唯当审谛覃思，不得于性命之上。率尔自逞俊快，邀射名誉，甚不仁矣！

——唐·孙思邈

案例

杨继洲（1522—1620），字济时，祖籍三衢（今浙江衢州六都），有精湛的医术和临证经验，是明代著名的针灸学家。

针灸学起源中国，具有悠久的历史。在《山海经》和《内经》中，就有用"石篯"刺破痈肿的记载。而考古学家发现，实物针具最早可追溯至新石器时代。针灸治疗方法是在漫长的历史过程中形成的，历代医家不断对前辈的医书和自己的临证经验进行总结、归纳，推动针灸学的发展。针灸学早在战国时期就已形成较完整的经络系统，如十二经脉、十五络脉、十二经筋、十二经别，与经脉系统相关的标本、根结、气街、四海等。至晋代，皇甫谧撰写《针灸甲乙经》，全面论述了脏腑经络学说，发展并确定了349个穴位，并对其位置、主治、操作进行了论述，同时介绍了针灸方法及常见病的治疗，是针灸学术的第二次飞跃。经过唐、宋、元的大发展，繁荣昌盛的经济社会对针灸学术起着强大的推动作用。至明代，针灸学术在此前的基础上步入了发展的鼎盛时期，名医辈出，针灸理论研究逐渐深化，也出现了大量的针灸专著。当时的书籍主要靠手写誊抄，但是由于历年战乱、保存不善等客观原因，古本多有破损、遗失。为了保护和传承古籍，杨继洲对明代以前的针灸著作进行汇总、校对，以阐述古典医经为宗旨，以提高针灸技术为目的，详加注释和适当按语，并搜集了当时民间流传的疗法，结合自己的临床经验和精辟见解，综合编纂成《针灸大成》，实现了针灸学术上的再一次升华。此书不仅有杨继洲家学之粹，而且集明代以前针灸文献之精华，资料丰富而珍贵，功绩巨大，影响深远，一直为针灸学者必备之书。

《针灸大成》全书共10卷，除了分别介绍穴位及其所治相关疾病以外，还引有历代医家编写的针灸歌赋，重新考定了穴位的名称和位置，并附以全身图和局部图，还阐述了历代针灸的操作手法，加以整理归纳，如"杨继洲补泻十二法"、二十四种复式手法等，各种病证的配穴处方和治疗验案也有记载。此外，如补泻手法、艾灸方法以及穴位名称异同备考等，都是针灸研习者很好的参考资料。

　　杨继洲生活于明代后期，当时的国家内忧外患，天灾人祸，疫病流行，民怨沸腾，导致社会动荡不安，各地不断有农民揭竿而起，尤其是疫病流传极为广泛。据不完全统计，明王朝政权存在共 276 年，共爆发大规模疫病有 64 次之多。各医家纷纷著书立作，各抒己见，以解决民生之疾苦为己任，留下许多传世之作。这对当时的杨继洲也有很大触动，立志学医。

　　杨继洲出生于医学世家，祖父官至太医院太医，家中藏书丰富。杨继洲自幼饱读医书，受到熏陶，对医学产生了浓厚而特殊的感情。杨继洲十分尊崇经典。他认为针灸易学但是难达深透，治病当求本，治学当索源。《内经》《难经》是中医的奠基石，杨继洲通过反复精读，细细揣摩，并将其中关于经络的重要著述阐发为针灸的理论基础。他在《针灸大成·诸家得失策》中写道："溯而言之，则唯《素》《难》为最要，盖《素》《难》者，医家之鼻祖，济生之心法，垂之万世而无弊者也。"《针灸大成》卷首即摘录了《内经》《难经》的相关原文，并进行精心注释，说："不溯其源，则无以得古人立法之意；不穷其流，则何以知后世变法之弊。"此外，杨继洲认为作为医者，所学范畴不应该拘泥于医学，还应通晓经典，涉猎广泛，提高自身的文学基础。他刻苦钻研，锲而不舍，勤奋研读，心锁春光，门掩秋宵，冬不畏寒，夏不避暑，自强不息，从不中断。因此，杨继洲基础功底扎实，不仅于针灸造诣颇深，内、外、妇、儿各科无不通晓。

　　杨继洲善于采众家之长，并结合自己的见解，积极归纳总结，从不人云亦云。他在编纂《针灸大成》时，引用了《子午经》《铜人针灸图》《名堂针灸图》等文献达 22 篇之多。祖父留下的医家抄本、行医的医案、心得笔记等，杨继洲均视若珍宝，认真研究，"复虑诸家弗会于一，乃参合指归，凡针药调摄之法，分图析类，为天地人卷，题目《玄机秘要》"。《针灸大成》并不是简单地对医学古籍进行修复、整理、罗列、誊抄，杨继洲还在书中详细记录了个人见解，对于正确的加以肯定，认为不足的地方也会明确指出，决不因师出名篇而盲目遵从，原文照搬。对于《灵枢》，杨继洲也直指其书中之图过于繁复杂乱，生涩晦暗；对于《千金方》，既肯定了它"无不周悉"的长处，又指出其不尽伤寒之数的不足。在《标幽赋》的注释中，还留下了"宁失其穴，勿失其经；宁失其时，勿失其气"的名句。整部《针灸大成》简直如杨继洲的医学笔记一般，详尽、真实，绝不含糊其辞。

　　除了博览群书之外，杨继洲还深知医学是一门重实践的学科。因此，他坚持长期从事医疗一线工作，走遍明代大部分国土，足迹遍布福建、江浙一带、河北、山东、河南、山西等地，无问贵贱，一视同仁，救人无数。在行医过程中，他认真严苛，务求真实有效。对于自己没有把握的，绝不轻易在病人身上试用，认为人命攸关，绝不怠慢。他提倡在动物身上实验，验证了自己的猜想后，才可用于病人。除了动物，他甚至在自己身上做实验。如《针灸大成》介绍了金针治疗白内障，不仅于书中详尽记录操作步骤，还于最后警示："凡学针人眼者，先试针内障羊眼，能针内障羊眼复明，方针人眼，不可造次。"这可谓中国医学动物实验之先驱，也反映了杨继洲对待病患的一片赤诚之心。就是这样不断对理论进行验证，融会贯通，既提高了杨继洲的临证水平，也为他的著作奠定了坚实的基础。

延伸

从杨继洲著《针灸大成》这个案例中，我们看到了一位医学大家友善敬业、严谨诚信的治学态度。杨继洲虽出身于官宦之家，但是始终牢记作为医者的使命，并没有因疫病肆虐而顾及自身安危，对病患避而不见，也没有因为自己身居太医院要职而桀骜不驯。相反，他一视同仁，坚持在民间坐诊，为百姓看病。他始终保持对生命的敬畏和作为医者的使命感、责任感，对没有把握的操作，要求先行动物实验，务必操作熟练后方能用于病患。在行医生涯中，杨继洲始终坚持实事求是、认真严苛的态度，对经典古籍反复揣摩、及时记录心得。他重视中医经典理论的应用和融合，博采众长，触类旁通。对他人所著医书，抱着客观的态度。对不同的见解，不因出于名家而盲从，也不因著者人微言轻而妄下论断，尽量做到客观公正，坚持己见，言必有据。杨继洲高深的学术水平和精深的针灸学功底备受后人推崇。

《针灸大成》一书蜚声针坛，自 1601 年问世以来，迄今已 380 多年，翻刻不下数十次，国内外流传广泛，这在针灸专著史上是独一无二的。《针灸大成》既保存了古代各善本，又对各学说进行评论、概括、注解，可谓是承上启下，是针灸发展史上的一次飞跃，为推动中国针灸学的发展做出了不可磨灭的贡献，对针灸的后世发展起着不可估量的作用，杨继洲的功绩名垂史册。

（李薇晗，张全爱）

28. 中国近代医学第一人——张锡纯

名言

成功之花，人们只惊慕她现时的明艳，然而当初她的芽儿，浸透了奋斗的泪泉，撒遍了牺牲的血雨。

——冰心

案例

《医学衷中参西录》是近代中西医汇通学派医家张锡纯的代表作，被称为"医书中第一可法之书"，深受医学界的推崇，对后世产生了深远影响。张锡纯本人也被称为"中国近代医学第一人"。

明末清初，正处国难深重、内外矛盾日益激化、西风东渐的历史时期。19世纪中叶以后，西医大量传入中国，随着传教士的到来，西医书籍的翻译，西医学校、医院的建立，学生留洋的开展，一系列的变化迅猛地冲击了祖国的传统医学。面临这一严峻局面，中医界也随之出现分化。一些人认为中医学已尽善尽美，无须向别人学习；另一些人则认为中医学一无是处，要全盘接受西医学的内容。张锡纯就是在这样的历史条件与背景下逐渐成长起来的一位中医大家。

张锡纯，字寿甫，清末民初河北省盐山县人。他幼时敏而好学，攻读经史之余，兼习岐黄之书，后因两试秋闱不第，遂潜心医学。在他备考的业余时间里，为了搞懂并深刻理解每味中药的性味归经、主治功效，每每会对书中的记载提出质疑，并亲自尝验。比如运用一味当归治愈少妇几近闭经案，终知当归补血功效之显；用一味山药治愈濒于死亡妇人，终知山药补虚之力惊人。又比如石膏，《本经》云其性微寒，张锡纯在自己孩子身上应用时发现其性并没有像书上说的那么寒凉，就这样经过一点一点的积累，一次一次的尝试、总结，再应用、再积累，张锡纯用石膏治病达到了出神入化的地步，无人能出其右，被后世称为"石膏"先生。也正是张锡纯对每一味中药的认真研习，以致对每一味中药药性功效都精准把握，最后成就了张锡纯独特的技术，往往一两味药就能治好病。在漫长潜心研习本草的过程中，张锡纯的医术日益精进，更为重要的是树立了坚定的中医自信。在西医大量涌入中国、冲击中医的时候，他以包容的心态接受了西医的某些特长，并始终坚持以中医为本、西医为辅，创造性地提出中西汇通，为中医药的发展做出巨大贡献。

张锡纯在《医学衷中参西录》自序中写道："人生有大愿力，而后有大建树，一介寒儒，伏处草茅，无所谓建树也，而其愿力固不可没也。老安友信少怀，孔子之愿力也。当令一切众生皆成佛，如来之愿力也。医虽小道，实济世活人之一端。故学医者，为身家温饱计则愿力小，为济世活人计则愿力大。"由此我们知道，张锡纯以护国救民、扶危救险为己任，在将近花甲之年应邀担任了中国历史上第一个中医医院——立达医院院长，为改变中医固有诊病模式、提高治病效率开创了新的道路与途径。试问在那样的背景条件下，是什么样的勇气与力量促使张锡纯敢于承担如此重任？是"见彼苦恼，若己有之"的大慈恻隐之心，以及自己长期勤于钻研总结出的中医显著临床疗效的信心！同时也鼓舞了成千上万中国人的中医自信，直到今天，这种影响仍不可估量。

"八旬已近又何求？意匠经营日不休。但愿同胞皆上寿，敢云身后有千秋。"这是张锡纯在年过古稀开创中国历史上函授教育时写给自己以及大家的励志名言。张锡纯考虑到自己年事已高，以一己之力救治的病人已非常有限，且国家缺少医术高明的中医师，于是创办中医函授学院，意在自己有生之年培养更多的学生，为更多的病人服务。他白天看病，晚上写教案，最后因操劳过度而去世，遗留《医学衷中参西录》6册彪炳千秋。

延伸

从张锡纯及其著作《医学衷中参西录》这个案例中，我们看到了一名中医师的"医者父母心"和"兼济天下"的仁爱与敬业情怀。张锡纯认为助人已属不易，更何况要帮助更多的人，唯有自己付出更多，作为医者就应该以济世活人为人生目标，才能尽可能惠及更多人。就如他苦心钻研每一味中药的性味归经、主治功效，用最少的药治好患者的疾病苦楚；创办中国第一个中医医院，打破中医固有诊疗模式，提高治病效率，也救治了更多的病人；创办中国第一个函授教育学院，只为培养更多的医学生，也能救治更多的病人。他的《医学衷中参西录》更是影响激励了成千上万的中医学子，是我们为医者终身学习的精神力量。

（罗云霞）

29. 青霉素的发明者——亚历山大·弗莱明

名言

不要等待运气降临，应该努力掌握知识。

——（英）弗莱明

案例

亚历山大·弗莱明（Alexander Fleming）（1881 年 8 月 6 日—1955 年 3 月 11 日），英国细菌学家、生物化学家、微生物学家。1923 年发现溶菌酶，1928 年首先发现了青霉素。

在弗莱明发现青霉素的基础上，英国病理学家弗洛里、德国生物化学家钱恩通过进一步研究改进，青霉素被成功地应用于医治人的疾病，三人因此共获诺贝尔生理学或医学奖。青霉素是人类找到的第一种具有强大杀菌作用的药物，结束了传染病几乎无法治疗的时代，从此生物学家开始了寻找抗生素新药的新时代。

很多人认为，青霉素的发现是一个很偶然的"幸运"过程，但是这样的偶然事件也正好体现了科学家敏锐的观察力和对科学探索的认真精神。1928 年的夏天，弗莱明正在用培养皿进行葡萄球菌的培养变异实验，这类葡萄球菌正是伤口化脓感染的罪魁祸首。在一次整理培养皿的过程中，弗莱明发现一个培养皿有点"异常"——因为操作失误，在此前的实验中有一个培养皿没有盖好。于是，外界的霉菌孢子进入了这个培养皿，并在里面长出了一小团青色的霉菌。

就是这个不起眼的、发了霉的培养皿，孕育了人类 20 世纪最伟大的医学发明之一。更幸运的是，当时弗莱明并没有很随意地清洗这个培养皿，而是很认真地观察了这个发霉的培养皿。在那团青色霉菌周围，原来的葡萄球菌竟然消失了，而青色霉菌以外的葡萄球菌则生长依然旺盛。这意味着原来培养的葡萄球菌被这种青色霉菌所携带的某种杀菌素给杀灭了。

弗莱明在纷乱的实验中保持了极为敏锐的观察能力，他立即意识到，这种青色霉菌具有强大的杀菌作用和药用价值，随后弗莱明把这种杀菌物质叫作"盘尼西林"。1929年，弗莱明在英国《实验病理学杂志》上发表了自己关于青霉素的发现。弗莱明以他敏锐的观察力，成为青霉素诞生的第一功臣。但是，具有敏锐的观察能力，对于真正的药用青霉素的诞生来说，还远远不够。弗莱明立即展开了对青霉素的提纯工作，不过这个提纯的过程对弗莱明来说就是一场彻底的灾难，从青霉中批量提取出青霉素难度极大。由于弗莱明提纯出来的滤液中青霉素含量太低，导致其生产和储存都面临着不可能克服的困境。

因此，青霉素的前景看起来十分暗淡，在弗莱明的青霉素报告会上，醒着听完整个汇报的不超过 10 个人。因为当时没有人能够预测到，就是这种看起来无法提纯、无法生产、无法保存的东西，最后将变身为世纪神药，在未来拯救数以亿计的人类生命。

因为没有人支持，弗莱明只能自筹资金坚持研究青霉素，但是一直进展甚微。一直到 1932 年，弗莱明最终坚持不下去了，转而去研究当时看起来更有使用价值的药物——磺胺。就这样，在未来将点亮人类前进方向的青霉素，被搁置在实验室里，一放就是 8 年。非常具有讽刺意味的是，作为拯救人类的神药，青霉素在 8 年后被人提起的原因是一场几乎毁灭人类的战争——第二次世界大战。伴随着这一场毁灭一切的战争，青霉素的春天要来了，各国都急切地需要一种能够救治战争伤员、治疗传染病的强力药物。在各国急需战争药品的背景下，牛津大学的弗洛里和钱恩开始重新探索强力杀菌物质。他们查到了 1929 年弗莱明发表的那一篇青霉素论文。1939 年，弗洛里和钱恩决定，采用新的化学方法来提取青霉素，牛津大学也为此投入大量的人力、物力。在弗莱明发现青霉素 12 年后，青霉素终于等来了它真正的发明人。

1940 年，青霉素的动物实验和临床试验都成功了。牛津大学建立了一个小型工厂来小批量生产青霉素。当时已经 60 岁的弗莱明在看到相关报告之后，登门感谢这两位对青霉素的诞生发挥了临门一脚作用的年轻人。

青霉素正式诞生之后，因为当时英国正深陷于不列颠空战之中，在纳粹的威胁下显得岌岌可危。青霉素被带到了反法西斯盟国之一的美国，以保证青霉素的大规模生产。青霉素的效用很快就震惊了世界。它在临床应用中，把肺炎病人的死亡率从过去的 18% 一次性降低到了 1%。在见识过青霉素的威力之后，美国人在 1942 年就把青霉素生产提到了战时重要生产计划中的第二位（排名第一位是制造人类历史上第一批原子弹的曼哈顿工程）。

在这样的强力推动之下，青霉素的培养工艺和规模生产难题都被迅速解决了。1942 年中期，美国的青霉素存储量只够十几个病人使用。但是到了 1945 年，青霉素的年产量已经可以保证 700 万病人的治疗了。

作为世纪神药，青霉素不仅拯救了成千上万人的生命，而且促使人们开启了抗生素的研究与应用。在青霉素诞生之后，链霉素、氯霉素、金霉素、土霉素、红霉素等抗生素相继问世。青霉素的发明是人类在战胜感染性疾病方面取得的里程碑式的进展。

延伸

1945 年，诺贝尔生理学或医学奖同时颁发给对青霉素来说具有决定性意义的三个人：发现却没有坚持到底的弗莱明，以及借鉴前人发现最终获得成功的弗洛里和钱恩。弗莱明在获奖以后的演讲中这样说道：我要告诉各位，青霉素的发现源自于一个偶然的实验观察。我唯一的功绩在于，我在当时没有忽略掉这项观察。

时至今日，包括青霉素在内的抗生素滥用问题，以及青霉素的过敏问题和耐药性问题等，依然是人类在医学进步中必须直面并解决的问题。但是，青霉素的历史贡献是毋庸置疑的，仍旧值得我们在青霉素问世的 90 年后，再次重温它的世纪传奇。

（汪国建）

30. 杆菌之父——罗伯特·科赫

名言

科学绝不是一种自私自利的享受。有幸能够致力于科学研究的人，首先应该拿自己的学识为人类服务。

——（德）马克思

案例

罗伯特·科赫（Robert Koch），伟大的德国医学家，诺贝尔生理学或医学奖获得者，因为他在肺结核研究方面的巨大贡献，被人称为"杆菌之父"。

科赫于 1866 年毕业于德国哥廷根大学医学院。毕业后先是在军队中当随军医生，普法战争后在东普鲁士一个小镇当医生。当时，这个地区的牛正好发生了炭疽病，他便对这种疾病进行了认真细致的研究。他在牛的脾脏中找到了引起炭疽病的细菌，然后把这种细菌移种到老鼠体内，使老鼠感染了炭疽病，最后又从老鼠体内重新得到了与牛身上相同的细菌。这是人类第一次用科学的方法证明某种特定的微生物是某种特定疾病的病原体。而且，他在与牛体温相同的条件下在动物体外用血清成功培养了细菌。因为这项重大贡献，科赫在 1880 年被聘任到德国柏林的皇家卫生局工作，1885 年又担任了柏林大学卫生学教授和卫生研究所的所长。

1882 年，科赫发现了引起肺结核的病原菌，而肺结核在当时是人类健康的头号杀手。他用血清固体培养基成功地分离出结核分枝杆菌，并且接种到豚鼠体内引起了肺结核。1883 年，科赫还在印度发现了霍乱弧菌，1897 年以后他又研究了鼠疫和昏睡病，发现了这两种病的传播媒介，前者是虱子，而后者是一种采采蝇。

他根据自己分离致病菌的经验，总结出了著名的"科赫原则"，包括：①一种病原微生物必然存在于患病动物体内，但不应出现在健康动物体内。②此病原微生物可从患病动物分离得到纯培养物。③将分离出的纯培养物人工接种敏感动物时，必定出现该疾病所特有的症状。④从人工接种的动物可以再次分离出性状与原有病原微生物相同的纯培养物。科赫法则的提出不仅为研究病原微生物制定了一套方法，而且激发了人们对纯培养物的研究，促进提出防治各种传染病的有效方法。在这个原则的指导下，19 世纪 70 年代到 20 世纪 20 年代成了发现病原菌的黄金时代。例如 1883 年和 1884 年发现了白喉杆菌，1884 年发现了伤寒杆菌，1894 年发现了鼠疫杆菌，1897 年发现了痢疾杆菌等。在此期间先后发现了不下百种病原微生物，包括细菌、原生动物和放线菌等，其中不仅包括动物病原菌，还有植物病原菌。

科赫除了在病原体的确证方面做出了奠基性工作外，他创立的微生物学方法也一直沿用至今，为微生物学作为生命科学中一门重要的独立分支学科奠定了坚实的基础。科赫首创的显微摄影留下的照片在今天也是高水平的。这些技术包括分离和纯培养技术、培养基技术、染色技术等。

延伸

因为论文《肺结核病因学》在柏林临床周刊上的发表，罗伯特·科赫的名字传遍了四面八方。他的照片被印在红手帕上，报纸上刊登了赞美他的诗歌，人们给他戴上了"杆菌之父"的桂冠。世界各地的医学界人士相继来到德国，希望能在科赫的指导下学习。人们羡慕他的成功，敬仰他的声望。

但科赫对这一切，都表现出了一个伟大人物博大的胸怀。他并不认为这是自己一个人的贡献。他在论文中高度赞扬了其他科学家的研究，认为没有他们的贡献，自己是不可能发现结核杆菌的。在发现结核杆菌之后，他又开始了结核病的预防、诊断和治疗的研究，这些研究一直伴随他走完人生的历程。科赫是个非常认真、细心的人，毕生探索的题目就是疾病是怎样形成的。他自学成才，在条件极端困难时，巧妙地设计了许多简单、易行、可靠的方法，如固体培养、悬滴培养等，这些方法一直沿用至今。他在有限的人生中给人类留下了巨大的财富，他发现结核菌、霍乱菌、沙眼病毒，证明了炭疽菌能够引起炭疽病，在战胜疟疾、昏睡病、淋巴腺鼠疫、牛瘟、麻风、黑水热、红水热等疾病中都做出了巨大的贡献。有的科学家统计，科赫在知识的宝库中添加了近50种医治人和动物疾病的方法！直到今天，他工作的全部意义仍然是无法估计的。

（汪国建）

31. 提灯女神——弗罗伦斯·南丁格尔

名言

人是最宝贵的，能够照顾人使他康复，是一件神圣的工作。

——（英）南丁格尔

案例

弗罗伦斯·南丁格尔（Florence Nightingale），1820 年出生于一个英国上流社会的家庭，英国护士和统计学家，是全世界公认的近代护理事业创始人。由于南丁格尔的努力，护士的社会地位与职业形象都大为提高，成为崇高职业的象征。"南丁格尔"也成为护士精神的代名词。她是世界上第一个真正的女护士，开创了护理学事业。国际护士节设立在南丁格尔 5 月 12 日生日当天，就是为了纪念这位近代护理事业的创始人。

1854 年至 1856 年，英国、法国、土耳其联军与沙皇俄国在克里米亚交战，克里米亚战争爆发。由于没有护士且医疗条件恶劣，英国的参战士兵死亡率高达 42%。南丁格尔分析了堆积如山的军事档案后指出，在克里米亚战役中英军死亡的原因是在战场外感染疾病或是在战场上受伤后没有适当护理。她极力向英国军方争取在战地开设医院，为士兵提供医疗护理，并主动申请担任战地护士，率领 38 名护士抵达前线服务于战地医院。

最初，医师们基于传统认识及嫉妒心理，不让她们涉足病房，她们一连四天被拒之门外。面对这种局面，南丁格尔首先着手进行改善伤兵的饮食，换洗肮脏的衣服，共同致力清理工作。三个月下来，她清理好了一万件衬衫。由此，她深切地体会到，充分的供水与良好的排水系统对于一所完善医院的重要性。为了收容 800 名新伤患，她自己出钱支付紧急修理病房等相关费用。南丁格尔的积极服务精神，终于化解了军医们的敌视心理，更赢得了伤患的敬爱与信任。她夜以继日地将全部心力投入护理工作，使战地医院逐渐走上正轨，而她的办公室也自然成为放射温暖与爱心光芒的中心。英军的战地医院院址，原是土耳其的驻军营房，建筑因陋就简，设备更是奇缺，整个医院肮脏破乱。因预定要收容 2500 位伤患，所有走廊都被开设成了病房。这些走廊全长达四英里，病床拥挤不堪，卫生设备极差，通风尤其不良，臭气四溢，晴天沙土侵袭，雨天满地污泥，成群的老鼠到处流窜，环境极为恶劣。每个病人每天只能分配到 500 毫升水。由于床位不足，许多病人就睡在地板上，被子也不够用，有的竟以帆布代替，燃料一直缺乏，膳食供应更不理想，一般药品供应极为缺乏。在这种恶劣条件下，大批伤兵均感染了痢疾与霍乱。

南丁格尔拿出自己的 3 万英镑为医院添置药物和医疗设备，并重新规划医院区域，改善伤员的生活环境和营养条件，整顿手术室、食堂和化验室，很快改变了战地医院的面貌，只能收容 1700 名伤员的战地医院经她安排竟安置了 3000～4000 名伤员。在这里，她的管理和组织才能得到充分发挥。6 个月后，战地医院发生了巨大的变化，伤员死亡率从 42% 迅速下降至 2%。这种奇迹般的护理效果震惊了全国，护理工作从此受到社会重视，妇女的地位也因此水涨船高，护理工作的重要性亦为人们所承认，也为妇女开辟和创建了一个崇高的职业。南丁格尔为此付出了极大的精力和心血，她建立了护士巡视制度，每天夜晚她总是提着风灯巡视病房，每天往往工作 20 多个小时。夜幕降临时，她提着一盏小小的油灯，沿着崎岖的小路，在 4 英里之遥的营区里逐床查看伤病员。伤病员们亲切地称她为"克里米亚的天使"，又称"提灯女神"。战争结束后，南丁格尔回到英国，被人们推崇为民族英雄。

1860 年，南丁格尔用政府奖励的 4000 多英镑，在英国圣多马医院创建了世界上第一所正规的护士学校。随后，她又创办了助产士及面向经济贫困学员的医院护士学校，被人们誉为现代护理教育的奠基人。她对学校管理、精选学员、安排课程、实习和评审成绩都有明确规定并正式建立了护理教育制度，开创了现代护理专业这一伟大事业。这对整个人类是一项空前的贡献，为此，她当之无愧被后人誉为护理事业的先驱。

南丁格尔还提出了公共卫生护理思想，认为要通过社区组织从事预防医学服务。她一生培训护士 1000 多人，主要著作《医院笔记》《护理笔记》等成为医院管理、护士教育的基础教材，推动了西欧各国乃至世界各地护理工作和护士教育的发展。由于她的努力，护理学成为一门学科。

南丁格尔对学校的计划及基本原则："护士必须在专门组织的医院中接受技术训练，护士必须住在适应提高道德和遵守纪律的学校宿舍中。"她拟定了"学生操行和学业成绩日报表"。1871 年，圣多马斯医院新的建筑落成，南丁格尔护士学校也随之扩充，她主张学校应成为护士之家，她希望她的学生们绝对忠诚并热心于专业护理工作、勤勉而符合道德规范。到 1890 年，经过 30 余年的护理教育，培养学员 1005 名，大多优秀者均被英、美、亚洲各国医院聘请去开办护士学校。

南丁格尔的学生们遍布英国各大医院并且远及英国本土以外。与此同时，欧美各国南丁格尔式的护士学校相继成立。"南丁格尔护士训练学校"的课程和组织管理成为欧亚大陆上许多护士学校的模式。随着受过训练的护士大量增加，护理事业得到迅速发展，国际上称之为南丁格尔时代。

南丁格尔进行护理工作训练的重要意义在于使社会上都知道护理工作是一种"技术"，并把它提高到"专门职业"的地位，南丁格尔因此被称为"现代护理工作的创始人"，随之如护理人员品德的优越、社会地位的提高、工薪的增加等等，都成为自然的结果。而南丁格尔完成和改善这些工作的方法，主要是三条，即以身作则、著书宣教和亲身实践。

1901 年，南丁格尔因操劳过度，双目失明。1907 年，南丁格尔获得英王授予的功绩勋章，成为英国历史上第一个接受这一最高荣誉的妇女，其后还发起组织国际红十字会。1908 年 3 月 16 日，南丁格尔被授予伦敦城自由奖。南丁格尔终身未嫁，1910 年 8 月 13 日，她在睡眠中溘然长逝，享年 90 岁。

南丁格尔逝世后，遵照她的遗嘱，未举行国葬。后人赞誉她为"伤员的天使""提灯女士（神）"和"提灯天使"。她是护理事业的先驱、奠基人，为了医学界中重要的护理事业做出了无比巨大的贡献！

延伸

1907 年 12 月，英王爱德华七世授予南丁格尔丰功勋章。这是首次将此类勋章颁授给女性，真是无比光荣。稍前曾有人提议，在维多利亚女王就职六十周年时，将护理事业进步实况做一次展示，但南丁格尔表示反对。她不愿将她的照片摆出去任人欣赏，认为这是愚不可及的事。然而在万泰芝女士的劝说下，她同意将一尊半身铜像及她乘坐的一辆马车予以陈列。令她料想不到的是，她的铜像下面堆满了鲜花，老兵们纷纷上前亲吻这辆克里米亚马车。她被称为英军最尊敬的圣母。克里米亚战争爆发，造成众多人员伤亡，许多士兵返回英国后，把南丁格尔在战地医院的业绩编成小册和无数诗歌流传各地。有一首诗在 50 年之后仍在英国士兵们重逢时传诵，诗中称："她毫不谋私，有着一颗纯正的心，为了受难的战士，她不惜奉献自己的生命，她为临终者祈祷，她给勇敢的人以平静。她知道战士们有着一个需要拯救的灵魂，伤员们热爱她，正如我们所见所闻。她是我们的保卫者，她是我们的守护神。祈求上帝赐给她力量，让她的心永跳不停。南丁格尔小姐——上帝赐给我们的最大福恩。"

革命导师马克思和南丁格尔是同时代的人，他对南丁格尔的勇敢和献身精神十分敬佩和感动，写下两篇充满热情的通讯，分别刊载在德国的《新奥得报》和美国的《纽约论坛报》，使世人皆知这位伟大的女性。马克思说道："在当地找不到一个男人有足够的毅力去打破这套陈规陋习，能够根据情况的需要，不顾规章地去负责采取行动。只有一个人敢于这样做，那是一个女人，南丁格尔小姐。她确信必须的物品都在仓库里，于是带领几个大胆的人，真的撬开了锁，盗窃了女王陛下的仓库，并且向吓得呆若木鸡的军需官们声称：我终于有了我需要的一切。现在请你们把你们所看到的去告诉英国吧！全部责任由我来负！"

南丁格尔女士以最高贵的奉献精神把一生献给了护理事业，为护理事业奋斗终生。英国人把她看作是英国的骄傲，1867 年，在伦敦滑铁卢广场，建立了克里米亚纪念碑，并为南丁格尔铸造提灯铜像，和希德厄·海伯特的铜像并列在一起。她的大半身像被印在英国 10 英镑纸币的背面（正面是英国女王伊丽莎白二世的半身像）。美国大诗人朗费罗（Longfellow）为她作诗《提灯女郎》，赞美她的精神是高贵的，是女界的英雄。如今全世界都以 5 月 12 日为国际护士节纪念她。南丁格尔被列入世界伟人之一，受到人们的尊敬。南丁格尔怀有一个崇高的理想，认为生活的真谛在于为人类做出一些有益的事情。做一个好护士，是她生平的唯一夙愿。

她的一生，历经整个维多利亚女王时代，对开创护理事业做出了超人的贡献。她毕生致力于护理的改革与发展，取得举世瞩目的辉煌成就，这一切使她成为 19 世纪出类拔萃、世人敬仰和赞颂的伟大女性。

　　在中外历史上，能以坚定的信念排除一切困难并建立特殊功业的人物向来不多，尤其女性人物更为鲜见。现代护理的鼻祖及现代护理专业的创始人弗罗伦斯·南丁格尔就是最具代表性的一位伟大女性。

（汪国建）

32. "反应停"带给我们的启示

名言

> 凡事都要脚踏实地地去做，不弛于空想，不骛于虚声，而唯以求真的态度做踏实的功夫。
>
> ——李大钊

案例

弗朗西丝·奥尔德姆·凯尔西（Frances Oldham Kelsey），1914 年 7 月 24 日出生于加拿大的不列颠哥伦比亚省，在加拿大完成大学学业后，到芝加哥大学学习，1938 年获得药理学博士学位并留校任教，此后又获得医学博士学位，长期从事药物药理研究。1950 年，凯尔西入籍美国，1960 年 8 月加入食品药品管理局，一个月后接到沙利度胺（又称为"反应停"）的销售申请。

沙利度胺于 1953 年首由瑞士 CIBA 药厂合成，药厂的初步实验表明，此种药物并无确定的临床疗效，便停止了对此药的研发；1954 年联邦德国 Chemie Gruenenthal 公司发现沙利度胺具有一定的镇静安眠效果，对孕妇怀孕早期的妊娠呕吐疗效极佳，于是在 1957 年 10 月以商品名"沙利度胺"作为镇静催眠剂上市。此药因疗效好而销售快，很快有 14 个药厂以"反应停"作为商品名在全球 46 个国家销售使用，主要在欧洲、非洲、澳大利亚和日本，仅德国 1959 年每天约有 100 万妇女服用，每月销售量达 1 吨之多。1961 年 11 月，德国汉堡大学儿科遗传学家 Widulind Lenz 首先观察到服用此药与日益增多的海豹肢畸形儿相关，并将此发现通知了药厂。随后 1961 年 12 月，澳大利亚产科医师 William McBride 在《柳叶刀》上第一次报告了海豹肢畸形儿与沙利度胺密切相关。后来的统计发现，1958—1962 年间，在全球发生的 12000 多例婴儿畸形中，有 8000 多例系沙利度胺诱发的海豹肢畸形儿。

1960 年，Richardson–Merrell 公司获得了"反应停"在美国的经销权，拟向美国 FDA 提出上市销售申请，而接手该申请的正是凯尔西，她怀疑该药会对孕妇有不良作用，影响胎儿发育。该公司答复说，他们已研究了该药对怀孕大鼠和孕妇的影响，未发现有问题。但是凯尔西坚持要有更多、更长时间的研究数据方可能批准，因此，此药一直被拒之门外，美国也因此躲过了一劫。凯尔西的警戒性源自对患者用药安全的高度责任心和高超的专业造诣，她曾于 20 世纪 40 年代研究过抗疟药奎宁及其代谢物的毒理学，发现有些作用在实验动物与人体的表现有着明显的区别。

为表彰凯尔西以一人之力避免成千上万的畸形婴儿在美国诞生，肯尼迪总统于 1962 年 8 月 2 日授予她总统勋章。FDA 也因此声望大振。美国国会在 1962 年通过法案强化药物管理，授予 FDA 更多的权力，要求新药在获准上市前必须经过严格试验，提供药物不良反应和中长期毒性的数据，必须对至少 2 种怀孕动物进行致畸性试验。

2005 年，90 岁的凯尔西从 FDA 退休。2010 年，FDA 以她的名字设立凯尔西奖，每年颁发给在 FDA 工作的优秀员工。2015 年 8 月 7 日，凯尔西在加拿大安大略省伦敦市去世，享年 101 岁。她去世前获颁加拿大荣誉勋章，这是加拿大授予平民的最高荣誉。凯尔西避免美国"反应停"灾难的贡献是普通人认真做好本职工作而改变世界的典范。

延伸

人类发明的化学药物，既给人类带来了极大的益处，但也给自己造成了意想不到的伤害，对化学药物的盲目依赖和滥服药物，已造成了许多本不应有的悲剧，"反应停"事件就是其典型代表。

"反应停"虽然引起了欧洲、日本、非洲和澳大利亚多地的新生儿海豹肢畸形，但是美国却没有受其危害。究其原因，就职于 FDA 的凯尔西在其中发挥了极其重要的作用。她对用药安全的高度责任心和高超的专业水平避免了美国受到"反应停"的危害。

从凯尔西仅凭一人之力避免了美国受到"反应停"的危害，造成新生儿海豹肢畸形问题严重影响的案例中，我们看到了科学家的敬业精神。我们学习到凯尔西严谨求实、精益求精、爱岗敬业、恪尽职守的特质。同时，扎实的专业知识是未来工作的基础，进入工作岗位后要利用自己的专业知识认真尽责地完成岗位任务。做好自己的本职工作，是对他人负责，是保障人类健康。

（李冉）

33. 巢元方与《诸病源候论》

名言

> 我们生到这个世界上来是为了一个聪明和高尚的目的，必须好好地尽我们的责任。
>
> ——（美）马克·吐温

案例

巢元方，生活于隋唐年间，因《隋书》无传记，故其籍贯和生卒年代均不详。据他书记载，巢元方在隋大业年间（605—618）医事频繁，曾任太医博士，后升为太医令，有着高深的医学理论造诣，他奉皇帝命令主持编纂的《诸病源候论》是我国第一部中医病因病机证候学专著，也是第一部由朝廷组织集体撰作的医学理论著作，在我国医学史上占有重要地位，对后世影响十分深远。

关于巢元方的医术，流传至今的有一段记载在宋代传奇小说《开河记》中。609年，主持开凿运河工程的开河都护麻叔谋在宁陵（今河南境内）患风逆病，全身关节疼痛，起坐即头晕作呕，米水难进。当时隋炀帝非常着急，京杭大运河是他下令征集数百万民夫开凿的，目的就是为了方便他乘船出游。隋炀帝每次出行的安排、布置都是麻大总管负责。麻大总管病了，隋炀帝急令巢元方前往诊治。当时巢元方任太医博士，他诊后认为是风入腠理，病在胸臆，须将肥嫩的羊蒸熟后掺风药食下，方可治愈。麻叔谋依方配药，蒸而食之，药未尽病就治愈了。巢元方又叮嘱他用杏酪五味并佐以羊肉，一天吃几枚，可使疾病不复发。果不其然，因洞悉病机投药精准，麻叔谋痊愈，巢元方的医术也得到了隋炀帝的信任。

隋王朝虽短暂，但也开创了不少历史性的功绩，如建立了中国历史上最早的医学教育机构"太医署"，是世界文明史上最早有记载的大规模官办医学教育。隋王朝还组织学者广泛搜集中医药资料，主要是历代及民间方剂、验方单方，编著了卷帙浩繁的大型方剂学著作《四海类聚方》，全书2600卷。巢元方主持编纂的中国第一部病因证候学专著《诸病源候论》，就是在这一社会时代背景下成书问世的。与《四海类聚方》形成鲜明对比的是，前者专述理论，后者专述治疗，两者相辅相成，形成较为全面的医学配套著作，惜《四海类聚方》早已亡佚。《诸病源候论》50卷，共67门，载列证候1739条，分别论述了内、外、妇、儿、五官等各科疾病的病因病理和证候。该书对疾病的治疗一般并不论述，但也有部分疾病讨论了诊断、预后，以及导引按摩、外科手术为主的一些治疗方法和步骤。《诸病源候论》是我国医学史上第一部系统总结疾病病因、病理、证候的专著，对此后中医学的发展产生了巨大的影响和突出的贡献，为历代医家所推崇。

《诸病源候论》是我国历史上第一部专述病源和证候的书，书中虽没有记载治法和方药，却有很强的资料价值。比如，书中描写了"漆疮"，这是一种发生在对漆敏感体质人身上的米粒样丘疹。当接触到漆以后，只有这类人身上会出现，而其他人没有，这也是最早的免疫学研究，可以说这时的病因学说对于过敏的认识已经十分全面了。书中记载了"疥虫"是疥疮的病源，它藏在湿疥的脓疮中，可用针头挑出，形似水中的蜗牛，观察十分细腻，这也是病因学说在形态学上的一大进步。书中对"绦虫"也进行了比较详尽的解说，其中描述寸白虫会一段段地增生，逐渐长大达四五尺长，这与西医学对绦虫的描述十分接近，并且指出了这种病的发生与食用未熟的鱼和牛肉有关。书中还对传染病，如肺结核、天花、脚气病等都有较详细的记载，甚至提到了妇女人工流产。该书在养生方面也很有真知灼见，如提出刷牙是保证牙齿健康的关键。在外科手术方面，该书甚至还描写了肠吻合手术的步骤、方法、缝合以及护理等。

延伸

巢元方主持编纂的《诸病源候论》是我国第一部中医病因证候学专著，该书内容丰富，描述详尽，分析准确，明确易懂，是一部不可多得的好书。中国医学史上多数医家重视对于理、法、方、药等方面的研究和著述，对于病因方面的研究专著非常少，而《诸病源候论》内容的全面和周到恰恰弥补了这一空缺，对祖国医学的发展有突出贡献。虽身处动荡不安的乱世，巢元方依然刻苦钻研，为中医学传承与创新殚精竭虑，其敬业精神值得我们永世称道。

（陶方方）

34. 温病学派的奠基人物——叶天士

名言

业精于勤而荒于嬉，行成于思而毁于随。

——唐·韩愈

案例

叶天士（约 1666—1745），名桂，号香岩，江苏吴县（今苏州）人，其高祖叶封山从安徽歙县迁居苏州，世居上津桥畔。

叶天士幼承家学，祖父叶紫帆医德高尚，父亲叶阳生医术更精，读书也多，但不到 50 岁就去世了。叶天士 12 岁时随父亲学医，两年后父亲去世，家贫难为生计，便开始行医应诊。初时拜父亲的门人朱某为师，他聪颖过人，闻言即解，加上勤奋好学、虚心求教，见解往往超过教他的朱先生。

叶天士不仅熟读《内经》《难经》等医经古籍，而且虚怀若谷、从善如流。他笃信"三人行必有我师"的古训，只要比自己高明的医生，他都愿意行弟子礼拜之为师；一听到某位医生有专长，就欣然而往，必待学成后始归。从 12～18 岁，他先后拜过师的名医就有 17 人，其中包括周扬俊、王子接等著名医家，无怪后人称其"师门深广"。

山东有位姓刘的名医擅长针术，叶天士想去求教但没人介绍。一天，那位名医的外甥赵某因为舅舅治不好他的病，就来找叶天士。叶天士专心诊治，几帖药就治好了。赵某很感激，同意介绍叶天士改名换姓去拜他舅舅为师。叶天士在那里虚心谨慎地学习。有一次，家属抬来一个神志昏迷的孕妇，刘医生诊脉后推辞不能治。叶天士仔细观察，发现孕妇是胎儿不能转胞，属难产之证，就取针在孕妇脐下刺了一下，叫人马上抬回家去，到家后胎儿果然产下。刘医生很惊奇，详加询问才知道这个徒弟原来是大名鼎鼎的叶天士，心中很感动，就把自己的针灸医术全部传授给了他。

叶天士母亲患病，他自己治不好，又遍请城内外名医，也不见效。他便问仆人："本城有无学问深而无名气的医生？"仆人说："后街有个章医生，常夸自己医术比你高明，但请他看病的人寥寥无几。"叶天士吃惊地说："出此大言，当有真才实学，快请来！"仆人请章医生时说："太夫人病势日危，主人终夜彷徨，口中反复念着'黄连'。"章医生到叶天士家诊视老太太后，细看过去的药方，很久才说："药证相合，理当奏效。但病由热邪郁于心胃之间，药中须加黄连。"叶天士一听便说："我早就想用黄连，因母亲年纪大，恐怕会灭真火。"章医生说："太夫人两尺脉长而有神，本元坚固，对症下药，用黄连有何不可？"叶天士很赞同，结果两剂药病就好了。以后叶天士逢人便说：

"章医生医术比我高明，可以请他看病。"

叶天士本来就"神悟绝人"，加之求知若渴、广采众长，且能融会贯通，自然在医术上突飞猛进，不到 30 岁就医名远播。除精于家传儿科外，叶天士又在温病一门独具慧眼、富于创造，并在许多方面有其独到的见解和方法，可谓无所不通。在杂病方面，他补充了李东垣《脾胃论》详于脾而略于胃的不足，提出"胃为阳明之土，非阴柔不肯协和"，主张养胃阴；在妇科方面，阐述了妇人胎前产后、经水适来适断之际所患温病的证候和治疗方法；还对中风一证有独特的理论和治法，提出了久病入络的新观点和新方法。如此等等，不一而足。

叶天士亦擅长治疗时疫和痧痘等证，是中国最早发现猩红热的人。他在温病学上的成就尤其突出，是温病学的奠基人之一。叶天士所著《温热论》，为我国温病学说的发展提供了理论和辨证的基础。他首先提出"温邪上受，首先犯肺，逆传心包"的论点，概括了温病的发展和传变的途径，成为认识外感温病的总纲；还根据温病病变的发展，分为卫、气、营、血四个阶段，作为辨证施治的纲领；在诊断上则发展了察舌、验齿、辨斑疹、辨白㾦等方法。清代名医章虚谷高度评价《温热论》，说它不仅是后学指南，而且弥补了仲景书之残缺，其功劳很大。清乾隆年间，江南出现了一批以研究温病著称的学者，他们都以叶天士为首，总结前人的经验，突破旧有的框架，开创了治疗温病的新途径。

除精通医术外，叶天士在其他学问的研究中也具有严谨精细的治学精神，博览群书，学究天人，使医术和学术相得益彰。他觉得"学问无穷，读书不可轻量也"，虽身享盛名，而手不释卷，体现了学无止境的进取精神，后人也谓其"固无日不读书也"。他在医学中治病救人的仁者之心，还体现在他的待人接物方面，故后人赞其"内行修备，交友以忠信。以患难相告者，倾囊拯之，无所顾借。"

纵观整个中国医学史，叶天士是一位具有巨大贡献的伟大医家。后人称其为"仲景、元化一流人也"。他首先是温病学派的奠基人，又是一位对儿科、妇科、内科、外科、五官科无所不精的医学大师。史书称其"贯彻古今医术"，他当之无愧。无论其医学功底，还是治学态度都是值得后人珍惜和学习的珍贵财富。

延伸

从叶天士求知若渴、博采众长的案例，我们可以看出他的敬业精神。他热爱医学这个职业，叶天士在世 80 年，临终前警戒他的儿子们说："医可为而不可为，必天资敏悟，读万卷书，而后可借术济世。不然，鲜有不杀人者，是以药饵为刀刃也。吾死，子孙慎勿轻言医。"这是一个对自己的言行极端负责的仁者之言，同时也显示出他对医学的敬畏之心。要想做一名优秀的医生，必须要有精湛的医疗技术，因为医道是"至精至微之事"，只有"博极医源，精勤不倦"，方是习医之人的座右铭。

另外，从叶天士诚恳大方地向世人认可章医生医术的案例，也体现出其有容乃大的优秀品质。不因龃龉而心生杂念，主动认可对方的优点，为人谦逊，不断学习，这也是叶天士医术能不断进步、有所成就的一大重要因素。

（陶方方）

第四章　诚　信 ▷▷▷▷

　　诚信是公民道德的基石。自古以来，诚信便是我们做人的准则。孔子曾言："人而无信，不知其可也。"他认为一个不讲信用的人，丧失了做人最起码的资格，是不能在社会中立足的。曾子杀猪、季布重诺、一诺千金这样的故事众所周知、流芳百世。

　　孟子曾说过："诚者，天之道也；思诚者，人之道也。"诚信可以激发真诚的人格力量，构建言行一致、诚信有序的社会；可以激活宝贵的无形资产，营造"守信光荣、失信可耻"的风尚，增强社会的凝聚力和向心力。

1. 中医"杏林"之美誉

名言

行医以德为先，服务以诚为本，做人以品为重，做官以廉为先。

案例

三国时期，庐山有位名医叫董奉，他医道高超，深受百姓敬重。他治病救人不计报酬，对贫困者更是分文不收。与当时名医张仲景、华佗并称"建安三神医"。

在有关董奉的诸多传奇事迹中，最有影响的是其在庐山行医济世的故事。据《神仙传》记载："君异居山间，为人治病，不取钱物，使人重病愈者，使栽杏五株，轻者一株，如此十年，计得十万余株，郁然成林……"故事讲述了董奉在江西庐山南麓隐居期间，为山民诊病疗疾，在诊病后并不收取诊金，而是以栽杏树代替。若治愈重疾，病家即栽五株杏树；若治愈轻病，病家则栽一株杏树。因董奉医术精湛，四乡之人皆求其诊病，愈者无数，所栽杏树也越来越多。如此数年之后，杏树成林，多达万株。当杏子成熟时，董奉在杏林旁边建了谷仓，并告诉人们，但凡有买杏子的，可用谷子换取等重量的杏，并且不用和他打招呼。由于人们对董奉的敬重，来买杏子的人很多，也都很自觉，并不多拿杏子或少交谷子。董奉再用这些谷子救济周围贫苦的百姓和接济断了盘缠的过路人。

时至唐代，医道兼通的"药王"孙思邈在晚年云游至邱县。观其景物优美，民风淳朴，遂流连忘返，客寓郊寺，悬壶行医无欲求，施医无类，并承董奉之志为人诊病不收诊费，唯望患者病愈后在寺旁植杏树三株。经年后杏树百亩，郁然成林，杏熟则以杏易谷赈济贫困。

一次孙思邈出诊归来途经杏林时，遇到一只猛虎，痛苦万状地向其求医。由于语言不通，孙思邈不知它究竟得了什么病。但见老虎总是张大了嘴让他看，他才了然，原来是异物卡住了老虎的喉咙。于是孙思邈决定先摘除卡喉的异物，然后再敷药、服药，以解除老虎的病痛。但是老虎是猛兽，伸手进虎口去摘除异物令人心生畏惧。孙思邈经过思考，最后想出一个方案：特制一个医疗器械，先置入虎口，使虎不至于在手术过程因感到疼痛，不能配合而做出危险举动。最终，手术成功完成，老虎的痛苦得以解除。老虎痊愈后为报答孙思邈的愈病之恩，从此看守杏林，留下了医药界的"虎守杏林"的成语，成为对高尚医德的最好赞扬，杏林亦与中医结下了不解之缘。

如今，技艺精湛的中医大夫常被誉为"杏林妙手"，与中医中药有关的趣谈故事统称为"杏林佳话"，中医界后起之秀被称为"杏林新秀"。人们在称赞有高尚医德、精湛医术的医生时，也往往用"杏林春暖""誉满杏林""杏林高手"等词句来形容。近现代的一些医药团体、杂志刊物也常以"杏林"命名。"杏林"已成为中医界的别称。有关"杏林"的佳话，不仅成为民间和医界的美谈，而且也成为历代医者激励、鞭策自己要努力提高医术、解除病人痛苦的典范。

虽然治病不计报酬、以物易物的年代已经远去，但在教育产业化、住房商品化、医疗市场化的今天，作为杏林人，仍然要提高职业道德修养，学习古代圣贤，默默奉献，廉洁行医，甘于做普普通通的一颗杏子、一片杏叶、一朵杏花、一棵杏树，让杏林生机无限、春色永驻。

延伸

历代关于"杏林"人物和故事，曾激励过无数医者提高其医疗技术和道德修养，也有力地促进了中医药学的发展。今天，我们应将此视为非物质文化遗产而加以保护并传承。现在很多医学院校也种植"杏林"，既是为了纪念董奉，同时也是为让学子们时刻牢记医者的职责，以治病救人为己任，不遗余力。

（管家齐，张芯）

2. 富有革新精神的中医学家——王清任

名言

就他伟大实践精神而言，已觉难能可贵，绝不逊于修制《本草纲目》的李时珍。

——范行准

案例

王清任（1768—1831）又名全任，字勋臣。清代直隶省（今河北省）玉田县人，富有革新精神的解剖学家与中医学家。

王清任幼年好武术，习拳艺，出身于武学世家。他曾得千总衔，由于性情磊落，耿直不违，在任职千总期间目睹和经历了晚清官场的腐败，感叹自己空有一身武艺，意欲报效国家却苦无机会，逐渐形成了"不为良相、愿为良医"的愿望，遂改习岐黄，以医为业。据说，当年的玉田县知县要把鸦鸿桥收为"官桥官渡"，老百姓过桥渡船都要收费。王清任为了维护当地百姓利益，毅然为民请愿，坚决反对收费，结果得罪了县太爷。知县怀恨在心，唆使经王清任治过病而没治好或死亡患者的家属去县衙告状，企图陷害王清任，迫使王清任只好远离故乡，在外地行医。后来他在北京开设药铺"知一堂"，名噪京师，终成一代大医。王清任医病不为前人所困，用药独到，治愈了不少疑难病症。如清光绪十年《玉田县志》载："有一人夜寝，须用物压在胸上始能成眠；另一人仰卧就寝，只要胸间稍盖被便不能交睫。王则用一张药方，治愈两症。"

《医林改错》是王清任历经 42 年研究著成的。此书继承并创造性地发展了血瘀论及活血化瘀法的研究，从理论到实践均做出了巨大贡献，被誉为活血化瘀派的代表作。该书还侧重于描述脏腑的具体形态。王清任认为："古人曰'既不能为良相，愿为良医'，以良医易而良相难，余曰不然，治国良相，世代皆有，著书良医，无一全人。"为什么王清任不认同古代医书呢？原来，在阅读古籍时，王清任发现经典医籍中记载的脏腑形态存在诸多错误，他认为如果医者连脏腑形态都没搞清楚，那诊病岂不是痴人说梦？为了观察脏腑结构，王清任曾去乱葬岗观察暴露在外的尸体。他 30 岁那年，恰逢河北滦州小儿痢症流行，多有病死小儿，贫穷之家大多用竹席裹埋。由于那里流行不深埋小儿尸体的乡俗，尸体多被野狗拖咬，内脏外露，王清任不嫌臭秽，每天都前去查验观看。后来，他还在奉天和北京三次去刑场偷偷观察刑尸及其内脏，以了解人体脏腑结构。经过长达 40 多年的观察和研究，王清任把自己观察到的人体脏腑形态绘制成《亲见改正脏腑图》，连同相关医学论述，著成《医林改错》。王清任在《医林改错》中提出了著名的"瘀血学说"，并创造性地总结了活血逐瘀法则，丰富了中医治疗学的内容。

《医林改错》所载方剂并不多，但是十分实用，所有立法及组方均经过王清任本人反复实践及论证后确立，治学十分严谨。其中的处方目前仍广泛应用于临床各科，包括中医耳鼻咽喉学科。此书已多次重版刊印。1949 年后全国各地介绍王清任、研究《医林改错》的论文、评注，已不下 50 余篇（册）。

延伸

本案例为我们介绍了清代中后叶中医大家王清任的成长过程，讲述了王清任治学严谨，敢于冲破封建礼教的束缚，反复观察人体脏腑器官，实事求是的故事。王清任的诚信，体现在其不畏权贵，不迷信前人理论，不因人云亦云，勇于探索创新，努力追求真知，身体力行数十载。这也体现了实践唯物主义的精髓，在 200 多年前的封建社会能做到这一点也是难能可贵的。

（魏炳洲）

3. 龙胆泻肝丸毒性事件调查

名言

尝思用药如用兵。善用兵者必深知将士之能力，而后可用之以制敌；善用药者亦必深知药性之能力，而后能用之以治病。

——张锡纯

案例

2003 年 2 月 24 日，新华社记者朱玉发表了一篇报道《龙胆泻肝丸——清火良药还是"致病"根源》，迅速在社会和医药界引起轩然大波。随后全国各大媒体纷纷转载报道了服用龙胆泻肝丸会造成肾脏损害的不良反应。龙胆泻肝丸处方中包括龙胆、木通、柴胡等 10 味中药材，用于肝胆湿热、头晕目赤、耳鸣耳聋、耳肿疼痛、胁痛口苦、尿赤涩痛、湿热带下，其致毒原因是处方中的关木通含有马兜铃酸。

2003 年 3 月，龙胆泻肝丸事件的受害者之一李玲向北京市崇文区人民法院提起损害赔偿诉讼，要求某药厂赔偿医药费 89117.21 元。受害者李玲当年的会诊病历上明确写着：马兜铃酸致肾病。病人因口舌生疮、上火，多年断续口服该药厂生产的龙胆泻肝丸，后因食欲不振、恶心去医院检查，确诊为尿毒症，必须进行肾透析以维持生命。随后百余名龙胆泻肝丸的受害者委托北京炜衡律师事务所起诉该药厂。

关于中药马兜铃酸肾病的最早报道可以追溯到 20 世纪 90 年代。1990—1992 年，比利时的一家减肥诊所给妇女服用一种中药减肥药剂后，出现了接二连三的慢性肾功能衰竭，并确认制剂中的广防己所含的"马兜铃酸"是罪魁祸首。国内，1998 年，北京中日友好医院率先在权威医学杂志上刊发了关于马兜铃酸肾病的临床研究文章。2000 年，美国权威临床医学杂志发表了一篇《泌尿系统癌症与服用中药（广防己）有关》的研究报告。此后，美国 FDA 及欧洲很多国家下令停止一切已知含有和怀疑含有马兜铃酸的原料和成品的进口、制造和销售，直到国内"龙胆泻肝丸事件"的爆发。

本事件发展到最后，国家食品药品监督管理局取消了关木通、广防己、青木香等含马兜铃酸药材的药用标准，并且要求含有马兜铃酸的药物要谨慎使用。

延伸

本案例讲述了"龙胆泻肝丸"事件的始末，由于中药品种混乱，品种误用对患者造成不可逆转损害的事例。肇事者"木通"有多种来源：一为木通，木通科植物五叶木通、三叶木通的干燥藤茎；二为川木通，为毛茛科植物小木通或绣球藤的干燥藤茎；三为关木通，马兜铃科植物东北马兜铃的干燥藤茎。

历代本草关于木通应用的记载很多。明代以前为木通。清代记载有山木通、小木通、大木通、川木通。在现代《东北药用植物志》首次出现关木通。20世纪50年代，关木通成为主流商品。1963年《中国药典》收载关木通、木通、川木通。1997—2000版《药典》收载了关木通、川木通。由于龙胆泻肝丸事件，2005版《药典》取消了关木通的药用标准，收载木通科植物木通、三叶木通或白木通的藤茎为木通。木通药用历史的变迁反映了人类对自然资源认识、利用的过程，强调我们应具有批判性思维，具有实事求是的科学态度，不断学习，与时俱进。关木通中马兜铃酸的研究历史：1953年，发现其有抗炎、抗肿瘤、免疫增强作用；1964年，发现其有致急性肾小管坏死毒性；1982年发现有诱变性；1993年，出现减肥药（含广防己）致慢性肾衰竭，肾脏进行性快速纤维化并伴有肾萎缩病例；1996—2000年，发现其具有基因致癌毒性。这些都提示我们对事物的认识都有一个不断探索、认识、否定、重新认识的过程。

本案例反映了多个问题，可以从不同角度进行阐述。案例中木通有多种来源，正本清源、澄清混乱品种、保证人民用药的安全与有效是每一个医药学工作者的责任，强调药学从业者的使命感。中药虽然有一定的不良反应案例，但在长期的人类与疾病斗争过程中，必将继续为人类生命健康服务，我们要热爱中医药事业，弘扬中医药文化，熟知中药在"预防，治疗，康复，保健"一体化、大健康医疗模式中的重要地位，不因为现有的不足而持全盘否定态度。案例中的"肇事者"马兜铃酸从新发现具有一定药理作用到其毒性的逐渐被认识，强调我们应具有批判性的理性思维，认识事物不断发展的过程，不断关注学科最新前沿及进展，监测药物的不良反应，了解药性与毒性之间的量的辩证关系。

（汪红）

4. 阑尾切除手术发展史

名言

> 做老实人，说老实话，干老实事，就是实事求是。
>
> ——邓小平

案例

这个世界上可能没有任何一个外科医生没经历过医疗意外的情况。即便西医学如此发达，也仍带有一定的局限性。因此任何一次手术之前，医生都会同患者签订一个手术同意书，很多人对这个同意书有误会，认为里面列举的情况太过恐怖，有夸大之嫌。其实，凡是被外科医生写进手术同意书中的并发症及不良后果，均是曾发生过的，只是随着医学技术的进步，手术的安全性已大大提高，出现不良后果的概率已经降到非常低了。

拜发达的现代医学所赐，现在已经极少听到有什么人死于阑尾炎了。但在人类对这一疾病认识得还不够透彻的当年，情况却并非如此，别说是误诊的情况，就是诊断无误，也有不少人死于阑尾炎，这其中不乏有名有姓的对外科学发展有着举足轻重作用的著名医生。

美国医生以法莲·麦克道尔（Ephraim McDowell，1771—1830）在1809年12月13日成功地施行了世界上第一例卵巢肿瘤切除术，该手术具有开创性意义。就是这样一位外科学大宗师，当其在1830年6月出现腹痛、恶心、发热时，却救不了自己的命。从留下的对其病情记录的概要来看，麦克道尔可能死于阑尾炎穿孔。

弗雷德里克·扎克瑞德·雷明顿（Frederic Sackrider Remington，1861—1909）是美国著名的西部艺术画家，有许多作品堪称传世经典，可惜正值其艺术创作巅峰时阑尾炎发作，虽经手术治疗，却仍于1909年12月27日死于阑尾切除术后腹膜炎。雷明顿这个天才艺术家实在是太胖了，足有300磅，这给手术和麻醉都增加了难度。

美国医生乔治·瑞尔森·福勒（George Ryerson Fowler，1848—1906）也是一位堪称宗师级的人物，腹部外科术后，病人最常见的体位Fowler体位——半卧位（利用重力使渗出液从引流管引出或使渗出液聚集于下腹）就是用他的名字命名的。他曾发表了美国最早关于阑尾炎的论著，布鲁克林至今仍有他的雕像。就是这样一位对人类认识阑尾炎有着重要贡献的人，居然也死于阑尾炎，而且还是死于手术之后，何其讽刺。

美国军医沃尔特·里德（Walter Reed，1851—1902），为探究黄热病这种烈性传染病是否为蚊子传播，不惜以身试毒，为人类防治黄热病做出了巨大贡献。幸运的是，他没有因为与这种致命性极强的恶疾亲密接触而牺牲。不幸的是，这位勇士最终死于阑尾炎。1902年11月初，他被诊断为阑尾炎，于是找到了自己的好友 W·C Borden 医生商议，孰料 Borden 却在迟疑间没有当即手术，等11月14日做手术时，最佳时机已经错过了，术后里德发生了弥漫性腹膜炎，死于11月23日。一代宗师就这样死在小小的阑尾炎之下，甚为可叹。Borden 亦为此懊恼不已。

冯检基特·雷韦斯（Frederick Treves，1853—1923）是英国维多利亚时代和爱德华七世时代最著名的外科医生。他最著名的病人是英王爱德华七世，他为爱德华做手术时，爱德华还是王储，由于加冕大典在即，爱德华不愿手术，而雷韦斯认为他如果不尽早做手术则必死无疑，于是力劝其手术。就是这样一位能够拯救英王性命的卓越的外科医生，却被命运狠狠嘲弄了一番，他的女儿死于急性阑尾炎……对于一个外科医生来说，还有什么能比让自己至亲之人丧命于自己擅长之病更为残忍的呢。

从1735年第一例阑尾切除，至今已经200余年，由于科学的总体进步，外科学早已枝繁叶茂，今非昔比。那些当年发生在多位大人物身上的悲剧，在今天即使是小人物也不太容易再遭遇。200多年前的医生，无法想象我们今天的医疗水平，正如今天的我们无法想象几百年后医学的样子。既然今天我们已经基本认清了阑尾炎这种疾病，并有合理的治疗手段，如果再因为自己的疏忽大意导致病情延误，出现不良后果，就未免太遗憾了。

延伸

通过对阑尾手术发展史的学习，我们可以体会到诚信的重要性。何为诚信？为人处事真诚诚实，尊重事实，实事求是就是诚信。阑尾切除手术虽小，但也容不得有丝毫的大意马虎。在手术之前，我们并不能绝对排除误诊的可能，这时候签署手术知情同意书就非常重要，我们必须如实告知病人及家属术中可能出现的种种情况。可以想象，如果违背事实进行了错误的操作，一旦出现意料之外的情况，那结果对于患者和医生双方来说都将是巨大的灾难。对于医者来说，病人的健康大于一切，所以我们必须实事求是，立足根本，诚信待人，用我们的专业知识为病人带去健康。

（姜斌骅）

5. 为 "乞丐" 一家治病的医生——叶天士

名言

医可为而不可为，必天资敏悟，读万卷书，而后可以济世。不然，鲜有不杀人者，是以药饵为刀刃也。吾死，子孙慎勿轻言医！

——清·叶天士

案例

叶桂，字天士，号香岩，又称南阳先生，生于清康熙、乾隆年间，大约 1666—1745 年，是清代著名医学家，四大温病学家之一，史书谓其 "贯彻古今医术"。叶氏一生救人无数，民间广泛流传着他各种悬壶济世的趣闻与轶事。

医者乃义也。叶天士是一个只收诊金、不贪钱财的好医生。有一次，叶天士行医途中遇到一户靠乞讨为生的人家，一家人都感染了风寒，叶天士为他们诊治并开药方。临走时，乞丐掏出了怀中仅有的几文铜钱付了诊金，叶天士照单全收。收完诊金后，反问乞丐："你不是乞丐吗？为什么不乞讨呢？" 乞丐恍然大悟，赶紧向叶天士乞讨，叶天士拿出一锭纹银给乞丐，乞丐一家感激不已。纵观古今名医，无一不是恪守 "医者，义也" 的中医医德，正因为如此，上至达官贵族，下至平民百姓，才得以受惠于中医药的简验效廉。

医道通人道。叶天士曾因为给土匪崔七治病而被官府问罪。但是叶天士却认为，生命面前只有患者，义无反顾地医治好了身中毒箭的崔七。之后他晓之以理，动之以情，帮崔七驱散了心病，崔七最终成为国家栋梁，直到为国为民捐躯。江南瘟疫肆虐的时候，叶天士亲赴疫区，走进患者和百姓中间，施诊施药，即使病倒了也坚持为患者看病。最后，他以顽强的毅力和精湛的医术驱散了江南的瘟疫。把个人的生死置之度外，把患者的生死铭记在心。叶天士特别嘱咐弟子，要把没有看好的患者的病案仔细整理记录在册，要让后人知道他们是怎么失败的。这是多么无私的胸襟，这是多么充满人性光辉的医道。我们一直努力构建和谐的医患关系，如果都能像叶天士这样坦坦荡荡行医，心无旁骛诊疗，无私忘我救治，那么，医患之间一定会有更少的误解、更多的温暖。

慎勿轻言医。叶天士临终前曾告诫他的儿子们："医可为而不可为，必天资敏悟，读万卷书，而后可以济世。不然，鲜有不杀人者，是以药饵为刀刃也。吾死，子孙慎勿轻言医。" 我们现在很多医生也不希望自己的孩子学医，为什么呢？并不是像叶天士这样担心子女们天资不够敏悟学不好医，而是觉得医生这一行干得太辛苦。还有很多杏林学子，当初读中医药类的高等学府，初衷也并不是为了学医，甚至很多人是为有个大学上，填志愿的时候相对保险报考了医学院。这样直接造成的后果是不带着一种激情、一种热爱至少是一种兴趣来学习中医药，更谈不上潜心研习中医经典著作，久而久之，这种逆反的情绪导致了学艺不精，自信心下降，甚至带头诋毁中医，毕业找工作的时候竟还会感叹"所学无用"，这是多么可悲的一件事情啊！医学是人命关天的大学问，不能有半点虚假和将就。

延伸

人有人格，医亦有医道。人格魅力让一代名医叶天士受到患者的爱戴，医道魅力让中医千年不衰，熠熠生辉。我国中医经典书籍《黄帝内经》中就提出："天覆地载，万物悉备，莫贵于人。"认为生命贵重，要求医者必须"普济群生"。而医家要有"仁爱"和"恻隐"之心，才能视病家的痛苦为己事。因为叶天士有这样"平等待人，一视同仁"的美德，不论贫贱富贵一律平等，更加体现了他高尚的医德。

身为一个医学生，要想做到仁爱救人、重义轻利、平等待人，就必须先学会"友善"！"友善是道德中最大的秘密。"友善应该是一切人格与品质的起点，也应该是一切道德与品质的归宿。作为医学工作者，总会遇到病人身处痛苦的时候，此时哪怕只有一句安慰的话，一点点力所能及的帮助，都是展现友善真诚的一面。心存友善，就会做到与人为善，乐于和病人友好相处，心中会有喜悦之感；心存友善，就会做到光明磊落，不会对病人遮遮掩掩，心中会有轻松之感；心存友善，就会对自己的工作充满激情；心存友善，就会热情地、关爱地、平等地对待病人。只有善待病人，才能获得病人的友谊、信任、谅解和支持；只有善待病人，才能在工作的道路上，拥有快乐的感觉，走进充满机遇的世界，走向充满希望的未来，从而成就自己的医者人生。

（凌剑蓉）

6. 长春长生疫苗事件回顾与启示

名言

诚信为人之本。

——鲁迅

案例

2017 年 11 月，长春长生生物科技有限公司生产的批号为 201605014-01 的 252600 支百白破疫苗效价指标不符合标准，被国家食品药品监督管理总局（现国家药品监督管理局）责令立即停止使用不合格产品，并查明产品流向。

2018 年 7 月 15 日，长春长生生物科技有限公司再曝疫苗质量问题，国家药品监督管理局检查组在对长春长生生物科技有限责任公司（以下简称"长春长生"）生产现场进行飞行检查中发现，长春长生在冻干人用狂犬病疫苗生产过程中存在记录造假等严重违反《药品生产质量管理规范》（药品 GMP）行为。国家药品监督管理局迅速责成吉林省药品监督管理局收回长春长生相关《药品 GMP 证书》，并有效控制此次飞行检查所有涉事批次产品，包括尚未出厂和已经上市销售的产品。

目前，国家药品监督管理局已要求吉林省药品监督管理局收回长春长生《药品 GMP 证书》（证书编号：JL20180024），责令企业停止狂犬疫苗生产，责成企业严格落实主体责任，全面排查风险隐患，主动采取控制措施，确保公众用药安全。吉林省药品监督管理局有关调查组已经进驻长春长生，对相关违法违规行为立案调查。同时，国家药品监督管理局派出了专项督查组赴吉林督办调查处置工作。

2018 年 7 月 16 日早上，长春长生发布公告，表示正对有效期内所有批次的冻干人用狂犬病疫苗全部实施召回。

2018 年 7 月 17 日，长春长生发声明称，此次所有涉事疫苗尚未出厂销售，所有已经上市的人用狂犬病疫苗产品质量符合国家注册标准。

2018 年 7 月 18 日，山东疾控中心发布信息，宣布山东省已全面停用长春长生生物科技有限责任公司生产的人用狂犬病疫苗。

2018 年 7 月 19 日，《吉林省食品药品监督管理局行政处罚决定书》决定：①没收库存的"吸附无细胞百白破联合疫苗"（批号：201605014—01）186 支；②没收违法所得 85.9 万元；③处违法生产药品货值金额三倍罚款 2584047.60 元。罚没款总计 3442887.60 元。

2018 年 7 月 20 日，吉林省药品监督管理局发布行政处罚公示，长春长生生产的

"吸附无细胞百白破联合疫苗"（批号：201605014-01）经中国食品药品检定研究院检验，检验结果"效价测定"项不符合规定，按劣药论处。

2018年7月21日，长生生物2017年被发现25万支"吸附无细胞百白破联合疫苗"检验不符合规定，而这25万支疫苗几乎已经全部销售到山东，库存中仅剩186支。

2018年7月22日，长春长生公司生产的流入山东的252600支不合格百白破疫苗（批号201605014-01）的流向已全部查明，涉及儿童未发现疑似预防接种异常反应增高。山东省委、省政府立即责成省卫生计生委和省疾病预防控制中心对不合格疫苗的采购、使用等情况进行严格细致地排查，对于接种过不合格百白破疫苗的儿童，要以高度负责的态度一个不落地进行补种，坚决维护人民群众的生命安全。

延伸

从长春长生疫苗事件这个案例中，我们看到了长春长生生物科技有限公司的诚信问题。诚信乃做人之本，"长春长生"假疫苗事件关系着多少孩子的身体健康、牵动着多少父母的心，同时，透支了多少国人的信任。在这里，所谓诚信似乎与利益成了反比关系，欲望将诚信压缩，将贪婪放大，从而衍生出了可怕的诚信危机。

作为与老百姓生命和健康安全紧密相关的领域，疫苗行业在生产、运输、储存、使用等任何一个环节都容不得半点瑕疵。针对企业故意造假的恶劣行为，要建立严格的惩戒体系，让企业为失信和违法违规行为付出沉重代价。

只有自身养成诚信的良好习惯，时刻对党忠诚，时刻对人民的事业忠诚，严于律己，从我做起，从现在做起，从具体的小事做起，才能从中感悟诚信的力量和作用。在日常工作中，一定要说到做到，不能失信于民；对百姓疑问，要实事求是，耐心细致作好解答；对上级交办的任务，必须按时保质保量完成。只有自觉地做老实人，讲老实话，办老实事，才能自觉地坚持讲诚信，才能取得群众的信任，才能实现价值，诚信为民，方得始终。

（祝骥）

7. 胶囊里的秘密

名言

人而无信，不知其可也。大车无輗，小车无軏，其何以行之哉？

——《论语·为政篇第二》

案例

2012 年 4 月 15 日，中央电视台《每周质量报告》中有一期节目《胶囊里的秘密》，曝光了河北一些企业用生石灰处理皮革废料，熬制成工业明胶，卖给绍兴新昌一些企业制成药用胶囊，最终流入药品企业，进入患者腹中。

由于皮革在工业加工时要使用含铬的制剂，因此这样制成的胶囊，往往重金属铬超标。经检测，修正药业等 9 家药厂的 13 个药品，所用胶囊重金属铬含量超标。国家食品药品监督管理局紧急通知的 13 种胶囊药品是脑康泰胶囊、愈伤灵胶囊、盆炎净胶囊、苍耳子鼻炎胶囊、通便灵胶囊、人工牛黄甲硝唑胶囊、阿莫西林胶囊、诺氟沙星胶囊、羚羊感冒胶囊、抗病毒胶囊、清热通淋胶囊、胃康林胶囊、炎立消胶囊。目前国家有关机关已经严肃地办理了这起严重的药品安全事件。因非法生产"毒胶囊"，潘某等 11 人以涉嫌生产、销售有毒有害食品罪被法院批准逮捕。除了现场查获的"毒胶囊"外，不法分子非法生产的有毒空心胶囊达 9000 万粒左右。经检测，被查获的空心胶囊及生产原料中，主要用"工业明胶"代替"食用明胶"，重金属铬的含量均超标，最高的超过正常标准的 65 倍。

重金属"铬"，原本对众多百姓来说是一个非常陌生的词，是毒胶囊事件将之推进公众的视野中。铬是一种毒性很大的重金属，容易进入人体细胞，对肝、肾等内脏器官和 DNA 造成损伤，在人体内蓄积具有致癌性并可能诱发基因突变。在食品、药品中，铬以二价、三价或六价三种形式存在。其中二价铬毒性非常轻微，可理解为是无毒的；三价铬毒性较小，是人体中必需的微量物质；而六价铬则是有毒的，其毒性是三价铬的 100 倍，如果长期食用的话，会导致皮炎、咽炎等皮肤性疾病，引发肺炎、气管炎等呼吸系统疾病，甚至引起慢性中毒，最终对人体的神经系统、消化系统造成影响，导致肾功能衰竭甚至癌症。前几年，三聚氰胺奶粉、红心鸭蛋、地沟油、有毒大米以及齐二药、欣弗、甲氨蝶呤等引人关注的食品、药品毒害事件相继爆发，旧的伤痛还没有抹去，又来了新的伤痛，对于食品药品安全事故频发，我们不得不去思考其中更深层次的原因，找出毒胶囊背后真正的秘密。

食品药品生产安全是我们历来关注的问题，是关系人民健康的关键问题，有的厂商为了降低成本，寻求利益最大化，便铤而走险，泯灭良心来经营，不惜降低药品质量，更有甚者利用价格低廉的有毒物质充当原料等。有的药品生产厂商内部管理制度漏洞百出，安全监管不严格、不合理，最终带来的就是令人悲痛的食药安全事故的发生和逃不过的刑法追责。

由此可见，诚信缺失、道德无底线、法制理念淡漠是导致毒胶囊事件的根本原因。从毒胶囊事件不难看出，如果企业没有社会责任感，就如同企业商人没有流着道德的血液。可是包括修正药业在内的许多大型制药企业出现的毒胶囊，不仅仅使企业陷入信任危机，更是在道德上被谴责。一个没有社会责任感和缺乏道德的企业怎么能够把老百姓的生命健康问题放在第一位？也许今天是铬超标，明天也可能公开造假药、制毒品。没有诚信、丧失道德底线的企业只要有经济利益，就很可能铤而走险。

这一类食品药品安全事件有赖于监管机制的完善和履职。我国的药品监管体制已经经历了十多年的基础制度建设过程，除了个别领域之外，大部分监管体制建设已经成型，也取得了一些经验和教训，接下来则需要将更多的眼光和注意力从体制建设逐步转移到"机制建设"中来，建设适合中国国情的精细化药品监管体系。药监部门在继续抓好对高风险品种、成药和原料药安全监管的同时，也要将监管触角和重心逐步延伸到包括空心胶囊在内的药用辅料、药包材、药品容器等相对低风险的监管对象上，落实到药用辅料、药包材、药品容器生产企业等方面，最终编织出药品产业链条中全过程和全领域的全范围监管网覆盖。这样一来，药监部门便可以在安全生产的整个流程中发挥有效的监管作用，从各个环节把握生产的透明、安全、合法、合理。

同时，作为精神文明建设的关键问题，诚信逐渐成为我们生活和工作中的一种核心价值观，传递着更多的正能量和发挥着积极正面的作用。政府部门应该在全社会营造一种诚信氛围，加强诚信法制经营理念的宣传。从法律、道德的角度来要求各大厂商做好生产经营；建立完善奖惩体制，对于诚信经营的示范厂家、商店，政府部门应该予以高度肯定，公开进行表彰，树立模范形象，让其更具召唤力和感染力；对于投机取巧，甚至为了寻求不合理利益而不惜违反法律法规的经营者，应该毫不留情地坚决取缔，予以严惩，维护法律形象，重塑政府监管威严。

延伸

深思毒胶囊事件，其关键不是技术问题，而是诚信与道德的问题，是部分医药企业和胶囊生产企业串通一气，为追逐利益罔顾消费者人身安全、丧失道德底线的丑闻。诚信不仅是一种品行，更是一种责任；不仅是一种道义，更是一种准则；不仅是一种声誉，更是一种资源。就个人而言，诚信是高尚的人格力量；就企业而言，诚信是宝贵的无形资产；就社会而言，诚信是正常的生产生活秩序；就国家而言，诚信是良好的国际形象。诚信是道德范畴和制度范畴的统一，没有诚信、丧失道德底线的企业只要有经济利益，就可能铤而走险。作为政府监管部门更应把握自己的本职，立足于公信力，有所作为，为人民的健康安全把好关。

（唐朋林）

8. 百年老店 "江南药王" ——胡庆余堂

名言

真实是人生的命脉，是一切价值的根基，又是商业成功的秘诀，谁能信守不渝，就可以成功。

——（美）西奥多·德莱塞

案例

胡庆余堂由清末"红顶商人"胡雪岩于同治十三年（1874）创建，坐落在杭州大井巷历史街区，这座围城式的晚清徽式建筑就是曾经享誉天下的江南最大药府。胡雪岩本人是个商人，不懂任何医理、药理，却将药店经营得家喻户晓，甚至穿越了140多年的动荡与沉浮，胡庆余堂仍然在历史长河中生生不息、薪火相传。其中很重要的一个原因，就是胡庆余堂"戒欺"的祖训。

"戒欺"是胡庆余堂的堂规，"凡百贸易均着不得欺字，药业关系性命，尤为万不可欺。余存心济世，誓不以劣品弋取厚利，惟愿诸君心余之心，采办务实，修制务精，不至欺予以欺世人，是则造福冥冥，谓诸君之善为余谋也可，谓诸君之善自为谋世人。"寥寥百字，字字千钧，为胡雪岩在店铺开张时自撰自写。

在胡庆余堂正厅前金柱间的枋上悬挂着一块"真不二价"的金字大匾。"真不二价"四个字源自古代韩康卖药的故事，不同于其他药商以次充好、真假掺杂，韩康所卖的药材始终质量如一、价格一致，他说："我的药值这个价，就卖这个价，这叫'真不二价'。"胡雪岩引用"真不二价"，就是在说胡庆余堂的药货真价实、童叟无欺，不打折不二价、只卖一个价。这是"戒欺"的真实体现，也是向顾客做出的质量承诺。

100多年来，胡庆余堂制药也一直遵守"采办务真，修制务精"的祖训，这是"戒欺"的又一体现。"采办务真"是指要精选道地药材作为原料，如陕西产的当归、党参、黄芪，四川产的杜仲、贝母、黄连，东北产的人参、鹿茸等。"修制务精"是指药物制造过程中务必讲究工序，精工细作，严控质量，不惜工本。比如镇惊通窍的急救药"局方紫雪丹"，根据古方制作要求，最后一道工序如用铜铁锅熬药会降低药效，为此胡雪岩不惜成本铸成一套金铲银锅。金铲银锅现为国家一级文物，被誉为中华药业第一国宝。胡庆余堂店内摆有一只大香炉，顾客可将不满意的药品投入香炉付之一炬，再由店里无偿另配发给新药。

诚信如舟行天下，胡庆余堂恪守的"戒欺"经过岁月的不断洗礼，得到了百姓的认可，取信于民，最终立起了"胡庆余堂"这块响当当的金字招牌，同时也是这家百年老字号人文精神的可贵标志和焕发青春的活力之源。

延伸

从胡庆余堂这个案例中，我们看到了胡庆余堂历经百余年形成的以"戒欺"为核心的企业精神，正是今天我们着力倡导的诚信精神。"拉钩，上吊，一百年，不许变。"这句脍炙人口的童谣，让诚信做人的理念，从童年时期就印刻在中国人的脑海里。

不同于其他朝外挂的匾额，"戒欺"匾是挂在胡庆余堂营业厅后，面对经理、账房门前，换言之是给内部员工看的，彰显了胡庆余堂作为医者和商人在道德上的自觉，体现了对个体生命的尊重。1995 年 5 月，时任国务院副总理朱镕基参观了胡庆余堂，表示"'戒欺'匾要挂到国家药品监督管理局"，高度赞誉了"戒欺"匾和它蕴含的企业诚信自律意识。"人无信不立，国无德不强。"古人用"戒欺"，今人用"诚信"，如今，诚信建设已经写入党的十九大报告，成为推进国家治理现代化的重要内容。

这个案例中也体现了敬业精神。上文中提到的"局方紫雪丹"是温病三宝之一，其中有一味"砂"容易与铜和铁发生化学反应，普通的锅会使药效受到损失。胡雪岩寻访能工巧匠打造的金铲银锅共耗黄金 133 克、白银 1835 克，药效得到了大幅度提高，而售价不变，体现的就是"修制务精"的敬业精神。"大道于心，匠心于品"，唯有耕心制药，才能立足百年。

（张婷）

第五章　友　善 ▷▷▷▷

　　友善是中华民族千百年来形成的基本传统美德。《论语》中说，"礼之用，和为贵"，强调以一种和谐友善的态度来对待自然、社会和他人，以一种宽广的胸怀来处理各种关系。《周易》中说，"地势坤，君子以厚德载物"，表现出一种器量宏大的宽广胸怀。友善是每个社会成员都应拥有的基本道德品质。一个人，如果对于他人没有友爱善良的态度，就不可能成为一个有道德的人。人之所以高贵，人之所以有尊严，不仅在于人的潜能和能力，更在于人性的善良和对道德的追求。

　　友善是一个人立身和发展的根基。孔子提出："仁者爱人。"孟子曾说："与人为善，善莫大焉。"能否以友善的态度为人处事，不仅体现着一个人的道德水平，而且也体现了社会的和谐程度。

1. "万婴之母"——林巧稚

名言

> 我随时随地都是值班医生，无论是什么时候，无论在什么地方，救治危重的孕妇，都是我的职责。
>
> ——林巧稚

案例

林巧稚（1901—1983）是北京协和医院第一位中国籍妇产科主任、首届中国科学院唯一的女学部委员（院士），是中国妇产科学的主要开拓者、奠基人之一。她一生没有结婚，却亲自接生了5万多婴儿，被尊称为"万婴之母""生命天使""中国医学圣母"。

1929年，林巧稚从协和医学院毕业并获得博士学位，刚毕业即被聘为协和医院妇产科医生，成为该院第一位毕业留院的中国女医生。由于表现出色，林巧稚被派往欧美考察深造。她参观了剑桥大学、纽汉姆大学，并参观了蔡尔斯妇科医院、伦敦妇幼医院和伦敦妇婴医院等医院和科研机构。她在马里兰医学院的妇产科进修实习了两个月，最后在英国皇家医学院妇产科学习，在导师的实验室内进行小儿宫内呼吸课题的研究。她把实验室工作之外的所有时间都用在了去图书馆学习上，为了节约时间，午餐往往就用一个夹心面包充饥。

回国以后，林巧稚把自己的一切都奉献给了祖国的妇产科事业。她全面深入地研究了妇产科各种疑难病，确认了妇科肿瘤为危害我国妇女健康的主要疾病。她数十年如一日地坚持跟踪追查，积累了丰厚的研究资料。20世纪50年代末，林巧稚克服物质上的巨大困难和群众思想上的不理解，组织了一次对北京某小区5万人口的普查普治试点，重点开展对妇女的生活卫生习惯及疾病的调查。林巧稚和同事们走门串户逐人检查，收集了大量数据，终于初步摸清了诸多妇女疾病，特别是子宫颈癌的发病规律，为研究这种在女性生殖器官癌瘤中占首位的疾病提供了第一手资料。同时，这一尝试为在妇产科领域贯彻预防为主的方针奠定了基础，并逐渐使妇科普查成为制度，大大提高了妇女的健康水平。

林巧稚不仅自己医术超群，还为祖国的妇产科事业培养了很多优秀的学生。她非常注重在细节处要求学生，强调所有的检查和治疗都不过是方法和过程，它指向的目的只有一个，就是对病人的关爱和呵护。

产房里，常有待产孕妇因疼痛而呼叫、呻吟。一次，一个实习医生不耐烦地呵斥产妇："叫什么叫！怕疼，怕疼结什么婚！想叫一边儿叫去，叫够了再来生！"林巧稚知道了非常生气，她严厉地批评了这个实习医生，并要她当面向产妇道歉、认错。她对学生说："英语中助产士一词是 obstetric，意为站得很近的妇女。分娩的产妇，把自己和婴儿两条性命都交给了 obstetric——站得离她最近的人。你是唯一能给她帮助的人，你怎么能够呵斥她！在这个时候，你甚至没有权利说你饿、你累、你困。"

林巧稚像对待亲人一样对待她的病人。当时林巧稚的办公室就在产房对面，产妇一声不寻常的呻吟她都会敏感地听出来。外出开会回来，她不是先回自己的家，而是先到病房看看。她总是下班最晚的那个人，离开医院前还要到病房巡视一遍。在妇产科工作，常常不能按时下班，有时要等候产妇分娩，有时是术后观察病情。林巧稚常在等待的时候做做针线。她买来好多细白棉布，裁剪成小小的开襟衣衫，然后一针一线地缝成圆领的婴儿服。小衣服做好后，再用彩色丝线在衣服的前襟儿绣上花朵。她把这些婴儿服一件件叠好，送给三等病房那些刚做妈妈的年轻女人。

终身未婚的林巧稚说自己"唯一的伴侣就是床头那部电话机"，而"生平最爱听的声音，就是婴儿出生后的第一声啼哭"，这生命的进行曲，胜过人间一切悦耳音乐。

延伸

林巧稚不仅医术高明，她的医德、医风、奉献精神亦是有口皆碑。她献身医学事业，有着丰富的临床经验、深刻敏锐的观察力，对妇产科疾病的诊断和处理有着高超的本领和独到的见解。她全面深入地研究了妇产科各种疑难病，确认了肿瘤为危害妇女健康的主要疾病，坚持数十年如一日地跟踪追查、积累了丰厚的资料，供后人借鉴。自她走上工作岗位到临终前夕，心中装着的只有妇女、儿童的安危。她从来不为自己着想，把自己所有的技术和感情都贡献倾注给了她周围的人。回顾林巧稚的一生，她曾为自己的医学理想而坚定求学，曾坚守在妇产科的岗位数十年如一日勤勉工作，曾用她的双手迎接过千千万万个新生命的到来。在生活和事业两者不可兼得的条件下，她选择了事业，为事业终身未婚。她的"为人民服务"的一生，是极其丰满充实地度过的。

（应立英）

2. 医家美誉"橘井泉香"的典故

名言

圣人不治已病，治未病；不治已乱，治未乱。夫病已成而后药之，乱已成而后治之，譬犹渴而穿井，斗而铸锥，不亦晚乎？

——《黄帝内经·素问》

案例

相传西汉文帝时，湖南郴州有位名医叫苏耽，其医术精湛，并笃好养生之术，故人称"苏仙翁"。有一次，苏耽外出远游前，叮嘱母亲："明年天下会发生一场大的瘟疫，咱院子里的井水和橘树就能治疗。患者如恶寒发热，胸膈痞满，给他一升井水，一片橘叶，煎汤饮服，立可痊愈。"后来的情况果然如苏耽所言，瘟疫流行，恰逢连年天灾，土地歉收，当地民众食不果腹，衣不蔽体，根本没有钱请郎中治疗，而官员又没有什么作为，导致疾病蔓延，亡者不计其数。这时苏母想起儿子临行前说的话，便将自己有防治疫病的方法广而告之。因为苏耽的医术闻名乡里，百姓信服，于是一传十、十传百，很多人都来求药治病。这些人喝了井水、吃了橘叶，疾病立刻痊愈，活人无数。此后人们便以"龙蟠橘井"或"橘井泉香"来歌颂医家治病救人的功绩，医家也常将此书写在匾上以明志。唐代诗人元结还据此作《橘井》，诗云："灵橘无根井有泉，世间如梦又千年。乡园不见重归鹤，姓字今为第几仙。风泠露坛人悄悄，地闲荒径草绵绵。如何蹑得苏君迹，白日霓旌拥上天。"后人还将活人无数的苏耽奉为神仙，建立了苏仙观，山也改名苏仙岭。至今湖南郴州市东北郊苏仙岭上还保留着苏仙观、飞升石以及橘井，以纪念苏耽。"橘井泉香"一词与"杏林春暖""悬壶济世"一样，在中医学界广为流传。医家常常以"橘井"一词，或橘、杏并用来为医书取名，诸如《橘井元珠》《橘杏春秋》等，寓意深刻。

这则"橘井泉香"的典故出自西汉刘向所撰的《列仙传》之《苏耽传》。清代陈梦雷在《古今图书集成》中又将其收入《医术名流列传》，故流传甚广。根据历史考证，橘井泉香确有根据在。《史记》中载西汉有一年天下大旱，遭遇蝗灾。皇帝下令诸侯不必向朝廷进贡，散发仓库的粮食来救济贫民，允许平民可以出粮买爵位。同一时期，根据《湖湘疫病史研究》记载，当时疫病流行，但官员们整体反应消极，只有少数官员做出有限的努力。相比之下，民间自助成为最主要的疫病诊治力量，其中民间医生是疫病救治的主力，但也因缺医少药、诊疗水平良莠不齐及人员不足等客观现实的存在，实际控制效果非常有限。这就是"橘井泉香"这则典故所对应的时代背景，也表明这个典故在历史上确实存在，不仅仅只是一个传说故事。

延伸

这则关于"橘井泉香"的故事，历经了久远的传颂。古代生产力低下，医疗卫生条件简陋，而人们又不得不面对各种瘟疫的侵扰与伤害。故事体现的是大众卫生即现代"公共卫生"与"预防医学"理念，尤其苏耽心系民众，对于瘟疫先知先觉，注重预防，并拿出具体方案与方法，着实令人敬佩，纵使故事流传过程中掺杂了神话笔调，但其中蕴含的中医药防治思想与举措应该被继承并发扬光大。

案例中医家的预判与预防办法体现其关爱民众、心系百姓，而治病救人应当以"预防为主"，尤其在防治瘟疫上更应受到重视。2016年，全国卫生与健康大会上习近平总书记强调：要坚持正确的卫生与健康工作方针，以基层为重点，以改革创新为动力，预防为主，中西医并重，将健康融入所有政策，人民共建共享。要坚持基本医疗卫生事业的公益性，不断完善制度、扩展服务、提高质量，让广大人民群众享有公平可及、系统连续的预防、治疗、康复、健康促进等健康服务。总书记还强调，要坚定不移地贯彻预防为主方针，坚持防治结合、联防联控、群防群控，努力为人民群众提供全生命周期的卫生与健康服务。

（管家齐，张芯）

3. 为"女佣"治病——朱丹溪

名言

无论至于何处，遇男或女，贵人及奴婢，我之唯一目的，为病家谋幸福。

——（希腊）希波克拉底

案例

朱丹溪，原名朱震亨（1281—1358），字彦修，元代著名医学家，婺州义乌（今浙江金华义乌）人，因其故居前有条美丽的小溪，名"丹溪"，学者遂尊之为"丹溪翁"或"丹溪先生"。

朱丹溪医术高明，先习儒学，后改医道，在研习《素问》《难经》等经典著作的基础上，访求名医，受业于刘完素的再传弟子罗知悌，成为融诸家之长为一体的一代名医。他与刘完素、张从正、李东垣并列为"金元四大家"，在中国医学史上占有重要地位，是元代著名的医学家。

在古代，我国妇女地位一直很低，妇科也不受重视，很多医生都不愿意看妇科病。朱丹溪除了对治疗内科疾病很有建树外，也很同情患病的妇女，潜心研究妇科疾病的诊治。不分男女老幼，他都毫不吝啬地将健康的福荫带给那些与疾病抗争的人们。

东阳当地有一个大户人家，家大业大，人丁兴旺，家里人有个头痛脑热都找朱丹溪看病。一次，朱丹溪又被请去看病，诊治结束后，正准备告辞到下一家出诊，突然看到一个女佣偷偷向他招手，示意他到人少的地方说话。当时，朱丹溪已经声名远播，求医者络绎不绝，他需要马不停蹄地奔走看病。但看到这名女佣对他发出求救信号，他还是停下步伐，了解事由。

朱丹溪看到这个女佣很面熟，他每次到这户人家出诊总是能看到她在闷头干活，沉默寡言，感觉好像总是有不开心的事情。女佣愁眉苦脸地告诉朱丹溪，几个月前，因为与丈夫发生不快，郁闷难舒，心事郁结，后来月经竟然不来了，已经停止了 3 个月，而且能摸到小腹渐渐生出肿块，肿块越来越大，现在感觉有炊饼那么大了，摸上去还有点痛。近两天乳头颜色变深还有液体流出，难道是怀孕了？

朱丹溪听了女佣的讲述，好心地给她把脉，说："此涩脉也，非孕脉之象。"女佣露出满脸狐疑："若不是怀孕，岂非大病临头？"朱丹溪晓之以医理，消除她的疑虑恐慌心理，并给她开了几剂活血行瘀的方药，让她回去服用。过了几天，女佣来复诊，说："药已经吃完了，月经也来了，流出的都是一些黯黑色的血块，肚子里的肿物小了一半，您的药真是神奇，再给我开几副药继续吃吧。"

奇怪的是朱丹溪并没有继续给她开药，向她解释："病势已去，勿再攻，只需注意日常调理，待下次行经，当自消尽。"女佣虽然心有疑虑，还是问朱丹溪："那我应该怎么调理呢？"朱丹溪说："最重要的是不要跟丈夫生气，家和万事兴啊，心情要开朗一点。另外，我看到厨房有不少陈皮，花园里有很多佛手，你可以向东家讨一点来泡茶喝，对你的病证也有好处。"

女佣按照朱丹溪的叮嘱自我调理，没再服药，腹中的肿块果然完全祛除了。此正是所谓的"病去即止""中病即止"。朱丹溪掌握自如，恰到好处。

延伸

朱丹溪是著名的"金元四大家"之一，浙江东阳人，他的学术思想至今影响着浙派中医乃至整个中医界。他虽然从医较晚，可以说是"大器晚成"，但是由于医术精湛，很快就声名远播，很多达官贵人也慕名找他医治。但是朱丹溪是一位儒医，具有悲悯济世的大爱情怀和兼济天下的崇高理想，他对病患一视同仁，"若有疾厄来求救者，不得问其贵贱贫富，长幼妍蚩，怨亲善友，华夷愚智，普同一等，皆如至亲之想"，"虽曰贱畜贵人，至于爱命，人畜一也，损彼益己，物情同患，况于人乎"。由于他对劳动妇女的同情和怜悯，以及大爱思想在他脑海中的根深蒂固，他不由自主地去关注妇女、关爱妇女，学习妇科的诊疗知识，悉心地为妇女诊疗疾病，并且都效果显著。

本案例通过介绍朱丹溪治疗妇科疾病的故事，展现了伟大的中医先贤对妇女一视同仁、悲悯济世的专业风范和大爱精神。教育我们在复杂的社会中，面对富贵贫贱、长幼妍蚩各种人时，提醒自己面对的都是鲜活的生命，敬畏生命是医者最基本的素质之一。大爱即博爱之心，大爱之心不分国界、不分民族，为了全人类的健康及提升国民人口素质贡献专业力量。

（肖雯晖）

4. 中国获"拉斯克奖"第一人——马海德

名言

> 救死扶伤，解除病人痛苦，维护病人健康，是医务工作者的神圣职责。医务工作者除了要有过硬的业务技术外，更要有一颗全心全意为人民服务的心，这是基本的必备的条件。
>
> ——张孝骞

案例

如今的医学院教材中，皮肤及性传播疾病中已经没有了麻风的章节，但是在以往几版的教材里都有。这是为什么呢，因为中国的麻风病管控得很好，发病率已经非常低，基本消除麻风的危害。以往各地区县都有麻风防治所，现在也大多都转型成皮肤病专科医院了。

说到这里，我们不得不提到马海德。他原名乔治·海德姆，祖籍黎巴嫩，1910 年 9 月 26 日出生在美国纽约州的布法罗市，1950 年正式加入中国国籍。马海德小时候家境贫寒，当时卫生条件差，有一年全家都患上了流感，但是没钱看病，一位老医生伸出援手，免费为他们治疗。医生的善行对马海德产生了很大的影响，从此，成为一名救死扶伤的医生，成了他内心深处的梦想。1927 年，马海德如愿考入北卡罗来纳大学学习医学预科。1929 年他被黎巴嫩贝鲁特美国大学录用继续学医。1933 年，马海德在瑞士日内瓦大学获得了医学博士学位。

马海德一生收获了很多荣誉。1979 年获美国北卡罗来纳大学"突出服务奖"；1982 年获美国"达米恩·杜顿麻风协会"年度奖章；1988 年获印度甘地国际麻风奖，中华人民共和国卫生部授予他"新中国卫生事业的先驱"荣誉称号；2009 年，他被评为 100 位新中国成立以来感动中国人物之一。

马海德是中国麻风病防治史上至关重要的人物。马海德在调查研究我国麻风现状和充分论证的基础上，于 1981 年满怀信心地提出了"中国要在 2000 年基本消灭麻风病"的奋斗目标，并得到了卫生部的大力支持。为了实现上述目标，马海德认为不能再沿用欧美国家 19 世纪建立麻风村、麻风病院的老办法，而应根据中国国情，大胆闯出一条防治麻风病的新路子来。他尊重科学，强调防治麻风病应由住院隔离治疗转变为社会防治，由单一药物治疗转变为多种化学药物联合治疗，由单纯的治疗转变为治疗与康复并重。同时，他还积极开展中国与其他国家医学界的合作与交流，争取国际上的广泛援助。从 1980 年起，马海德把国外治疗麻风的新技术——强杀菌联合药疗引进中国。采用这种治疗方法，病人一般 1 周内就可以脱离传染期，平均两年就可以治愈。但是这种联合药疗的 3 种药品价格较高，限制了其在全国的推广应用。为了解决这个难题，马海德在身体健康状态欠佳的情况下又出访了十几个当时经济较发达的国家，经过紧张的联络和沟通工作，终于说服日本、美国、意大利、比利时、加拿大、荷兰、英国和原联邦德国等国家的麻风基金会，分别与中国有麻风病防治任务的省区建立了对口联系，并提供了价值上千万美元的药品、医疗器械和交通工具等援助。到 1986 年底，强杀菌联合药疗在全国麻风防治工作中得到了很快地推广，使全国每一个麻风病人的治疗都有了可靠的保证，大大加速了我国消灭麻风病的进程。

为消除病人和家属的疑虑，在诊疗过程中，只要和麻风病人在一起时，马海德就尽量不穿白大褂，不戴口罩，用自己的行动告诉大家麻风病没有那么可怕。有一年，马海德到麻风病医院给病人拜年，他没有戴手套，紧握着一位麻风病人的手询问病情，病人激动地流着热泪说："马老，我患病 25 年，没有人敢跟我握手，您是第一个啊！"有些麻风病人因为患脚溃烂腐臭不愿脱鞋袜给医生检查，马海德就亲自为他们脱下鞋袜，还将他们的脚放在自己的腿上认真查看患处，他以身示范地说："怕脏怕臭就做不了医生。"

我们知道，中国诺贝尔生理学或医学奖得主屠呦呦教授曾经获得了著名的拉斯克奖，事实上，马海德是中国获得拉斯克奖的第一人。1986 年，马海德因对中国性病和麻风病防治做出的巨大贡献被授予了拉斯克医学奖。

1937 年马海德加入中国共产党时，周恩来总理曾评价道："他是中国人民的好朋友。"1983 年，邓小平主席在接见马海德时称其为"新中国卫生事业的先驱""奋战在革命一线的医学专家、杰出的国际主义者"。国际著名记者、作家爱泼斯坦曾评价："（马海德与路易艾黎）不单单是在为人民服务，同时也在以他们的行动启迪那些想为人民服务，却又不知从何做起或仍然顾虑重重的人。"我们都知道麻风病具有传染性，看了这句评价，令我们感动，给我们太多的启示。也希望医学工作者用自己的努力为医学事业做更多的贡献，不论是在攻克疑难杂症上，还是在艾滋病等传染性疾病方面，都有所作为。

延伸

本案例为我们介绍了马海德对中国麻风病防治做出的巨大贡献。马海德是新中国成立以后第一位具有外国血统的中国公民。早在 1937 年 7 月，马海德便和后来撰写《红星照耀中国》的著名作家埃德加·斯诺一起来到了延安。当时的苏区医疗设备少、技术条件差，但马海德走到哪里，哪里就是医院。大树下、营房中、广场上，到处留下了马海德治病救人的神圣背影。仅 1944 年到 1947 年，他就为陕北军民诊疗疾病达 4 万余人次。马海德以精湛的医术、忘我的救死扶伤精神以及友善对待每一位病患的态度，赢得了红军将士和人民群众的爱戴，陕北军民都亲切地称呼他为"马大夫"。

（方一妙）

5. 戒毒路上的"随身听"——韩氏电针仪

名言

科学的每一项巨大成就，都是以大胆幻想为出发点的。

——（美）杜威

案例

毒品的危害可以归纳为三种：对吸毒者精神心理的危害、对吸毒者身体的危害、对吸毒者社会功能的危害。既然吸毒有这么多危害，那么为什么还有这么多人吸毒呢？吸毒，今天已成为一个全球性的问题，它不仅危害人类健康，而且带来一系列难以解决的社会问题，已引起国际范围的广泛关注。

自中华人民共和国建立以来，由于采取了有效的禁毒政策，曾经成为一个无毒国，但随着 20 世纪 80 年代改革开放，鱼龙混杂，毒品又沉渣泛起。目前，据不完全统计，我国登记在册的吸毒人数已超过 100 万，且半数以上是 35 岁以下的青年人。长期吸毒者，一旦停止毒品供应，就会诱发出一系列难以忍受的戒断综合征，诸如烦躁不安、失眠、腹痛、胸闷、肢体酸痛、连打喷嚏呵欠、涕泪交出，甚则虚脱、意识丧失，乃至危及生命。所以，做人当知敬畏，要加强自我约束，一旦放纵自我，必将付出代价。一朝失足，终身遗恨！吸毒成瘾后，戒毒之路真有那么难吗？目前西药戒毒在控制戒断症状方面主要采用的是药物替代、行为疗法等。虽然取得了一定的成功，但由于各有不同弊端，均不能视为理想的戒毒方法，至今没有成熟的方案。因此，不断探寻最佳戒毒疗法成为当今医学研究者们的主要任务。

吸毒者在没有毒品吸食的情况下身体会出现针刺样疼痛，这一现象给一直致力于针刺镇痛研究的我国著名生理学家韩济生院士提供了一个尝试戒毒治疗的重要科研思路。韩院士研究发现人脑中存在类似吗啡的物质，称"阿片肽"。当人体遭受创伤、严寒时会自动分泌释放出来，以减轻机体的痛苦。吸毒者长期吸毒后，就会使人体"阿片肽"的分泌功能受到抑制，当毒品戒断时便出现了因为"阿片肽"供不应求导致的毒瘾发作症状，这是造成吸毒者重复吸毒、难以戒除的主要原因。因此吸毒不是难以戒掉，而是难以忘掉。从 20 世纪 90 年代初开始，韩院士与北京航空航天大学的刘亦鸣高级工程师合作，把几十年研究的结晶，制成一台重量仅 127 克、类似于"随身听"的便携式仪器——韩氏穴位神经刺激仪（简称"韩氏仪"）。只要把邮票大小的电极贴在穴位表面的皮肤上进行刺激，就能发挥与针灸类似的作用。人身上有 4 个重要的戒毒穴位：内关穴、外关穴、劳宫穴、合谷穴。通过对它们进行低频电脉冲刺激，产生

"阿片肽"，吸毒者能逐渐摆脱对毒品的依赖，戒掉毒瘾。治疗后的 15 ～ 20 分钟内，吸毒者毒瘾发作时的烦躁、心慌、腹痛、流鼻涕等症状逐渐消失，随即出现困倦感，有 1/3 ～ 1/2 的吸毒者安静入睡或处于平静状态，两周内可达到脱毒的目的。因此"韩氏仪"成为患者戒毒路上可以播放轻音乐的"随身听"，抚慰着他们的心灵，成为他们的精神支柱。

为了更好地帮助患者戒毒，重新树立对生活的信心，北京大学神经科学研究所所长韩济生院士于 2001 年 12 月 30 日自掏 10 万元人民币，设立"韩氏戒毒不复吸奖"，以鼓励戒毒者与毒品决裂。这是中国首个由个人设立的戒毒奖。一般获奖都是一种殊荣和肯定，但是毒品的危害让这张"特殊的奖状"成为一张让人最不愿提起的回忆、一张最好不要触碰的"奖状"。

北京大学神经科学研究所还先后在海南、广东湛江、上海和天津设立了 4 个戒毒基地，进行"韩氏治疗法"的试验。到 2003 年，已有 20 余人经脱毒治疗出所后一年以上未复吸。经多次尿液检查及用国际公认的注射纳洛酮的方法进行催瘾试验，结果为阴性。较之绝大多数情况下半年内几乎百分之百的复吸率而言，这是一个令人惊喜的成绩。

韩氏仪与外源性阿片类物质替代疗法相比，具有恢复快、不成瘾、不依赖的优点。其使用方法也非常简单，将自粘电极贴片贴在穴位上，就可做无针穴位电刺激。当然这只是针灸戒毒疗法中的冰山一隅，针灸的戒毒疗效是肯定的，不仅对戒断症状有较好的改善作用，而且在提高戒断效果，尤其是降低远期复吸率及对毒品心理渴求等方面同样具有显著效果，其突出的作用在于能持续改变成瘾行为。但是，目前对针灸脱毒后患者长期存在的对毒品心理渴求及远期复吸率方面尚未有系统研究，这也是针灸工作者未来需要长期努力的方向。

延伸

从韩济生院士发明韩氏穴位神经刺激仪并将其应用于戒毒，并且设立特殊戒毒奖项这个案例中，我们学习了针刺戒毒相关知识，也看到了韩院士的敬业精神。当韩院士了解到吸毒者戒毒时产生戒断反应的机制与阿片肽关系密切时，便与自身研究的针刺镇痛效应相结合，进行深入研究和实验，为阐释针刺戒毒的可能性奠定了基础。韩济生院士经过多年试验，发明了经皮穴位电刺激仪，与外源性阿片类物质替代疗法相比，恢复快、不成瘾、不依赖。这一研究思路立意明确，先是发现疼痛与戒断反应之间的表现有类似之处，结合研究，确认相关性，再针对问题进行可行性方案的研究，最后用于临床，做到真正学以致用。

在这个案例中，韩济生院士对医学事业及为解决当今社会难题怀着友善的态度和奉献终身的精神更是值得我们敬佩和深思。作为普通人，我们要知晓毒品的危害，要远离毒品，同时每个人都应该有义务像禁毒大使一样宣传禁毒工作；而作为一个医学工作者，我们也要在继承传统医学的基础上，不能故步自封，应当追赶时代的潮流，运用新技术解决新问题，比如对中医学在戒毒这一问题中可发挥的作用，我们要不断学习、思考、研究。

（韩德雄）

6. 抗击埃博拉的女将军——陈薇

名言

> 人类也需要梦想者，这种人醉心于一种事业的大公无私的发展，因而不能注意自身的物质利益。

——（法）居里夫人

案例

陈薇，军事医学科学院生物工程研究所所长、研究员、博士生导师。1966 年出生于浙江兰溪，1988 年浙江大学本科毕业，1991 年清华大学硕士毕业，同年 4 月特招入伍，1998 年军事医学科学院博士毕业。2017 年 10 月 25 日，荣获何梁何利基金科学与技术进步奖。

陈薇多年来一直从事生防研究，领衔承担了多项国家、军队重大研究项目，都出色完成了任务。在高致病性病原微生物的新型疫苗和治疗药物研究方面，研究成果达到了国际先进水平，作为第一完成人获得"全军科技进步一等奖"。她现担任全军生物武器损伤防治药物重点实验室主任，国家药典生物技术副主任委员、国家传染病重大专项总体组专家等，并担任全国人大代表、全国青联常委、全国妇联执委等职务。

在塞拉利昂流传着这样一句话："别人因为埃博拉走了，中国人却因为埃博拉来了。"早在 20 世纪 60 年代，我国就有一个由十几人组成的医疗队去过刚果（金）姆班达卡的比科罗，在这个偏僻的小村庄里，用中国传统医学为当地民众治病。多年过去，这里的人民一提到中国，依然发自内心地敬佩、感激。

2014 年，埃博拉疫情在西非塞拉利昂大规模爆发。此前，陈薇和她的团队已经对埃博拉病毒开展了多年的前瞻性研究。针对这次疫情，陈薇团队经过连夜讨论，做出两个重要决定。首先，引发此次疫情的埃博拉病毒已经发生重要变异，要抓紧研发针对此次疫情的新基因型疫苗；其次，非洲疫区普遍缺乏可靠的公共电力系统，难以满足一般疫苗冷链存储、运输的条件，因此我们要研发可在常温下稳定存储的冻干粉剂型疫苗。这两个决定，无疑增加了疫苗研发的难度和风险，但对有效应对疫情却有着重要意义。

在塞拉利昂开展临床试验的间隙，陈薇和团队访问了位于首都弗里敦的一家孤儿院，这里收留了 49 位被埃博拉病毒夺去双亲的孤儿。陈薇也是一位母亲，被这些可爱的孩子们簇拥着，注视着一双双渴望关注和爱护的大眼睛，她的心情久久不能平静，真希望不再有孩子因为埃博拉而成为孤儿。

在这场不分国界的战斗中，陈薇团队凭借着中国军人的血性和智慧，只用了短短 4 个月时间，就将世界首个 2014 基因型埃博拉疫苗推进到临床试验阶段。Ⅰ期临床试验显示，疫苗安全性、有效性良好。此前，他们坚持走国际合作路线，联合加拿大国家微生物学实验室做疫苗评价，达到了国际平行评价、相互验证的效果。他们的临床试验结果，在全球著名医学杂志《柳叶刀》全文发表，获得了国际同行的高度认可。

为研发重组埃博拉疫苗，陈薇先后 4 次带领团队赴塞拉利昂开展临床试验。在非洲开展临床试验困难重重，特别是要面临与埃博拉患者零距离接触的危险，但是团队里没有一个人退缩。

功夫不负有心人，临床试验取得了令人振奋的结果。2017 年 10 月 19 日，经国家有关部门批准，他们研发的疫苗成为全球首个获批新药的埃博拉疫苗。

2018 年 5 月，刚果（金）爆发埃博拉疫情，中国迅速派出防疫专家组赴刚果（金）协助疫情防控。陈薇团队研发的重组埃博拉疫苗，为当地群众提供了来自中国的技术支持，并获得刚果（金）国家疫苗委员会主任姆万巴博士的高度评价。

延伸

"作为科研工作者，我们要积极响应习主席号召，大力实施科技创新，精准发力，走别人没有走过的路，由'跟跑者'变为'同行者''领跑者'，用科技的力量维护国家安全和守护人民健康。"把科研成果转化为战斗力，陈薇觉得这是对她最大的褒奖。

在 SARS 肆虐期间，陈薇带领的研究团队，在国内外首先证实 IFN-ω 能有效抑制 SARS 病毒的复制，并完成了 30 余所 SARS 定点医院近 14000 名医护人员的临床研究，结果表明使用该药物对防范一线医护人员感染起到了重要作用，相关成果获第六届"中国青年科技创新杰出奖"。时任国家主席胡锦涛曾评价其研究团队"为党分忧，为民解难，拼搏奉献"。汶川地震期间，陈薇曾担任国家卫生防疫组长，并赴灾区一线。北京奥运会期间，陈薇参与"军队奥运安保指挥小组"专家组，带队负责各场馆的核、生、化反恐任务。在应对埃博拉病毒的挑战中，陈薇和她的团队发扬中国军人敢战、能战、善战的优良作风，立志用最短的时间、最先进的技术，做最安全的疫苗。第一个 2014 基因型埃博拉疫苗，第一个冻干粉剂型埃博拉疫苗，一项项成果问世的背后，饱含着中国军人对非洲人民的真情厚谊，彰显了中国军人的大爱担当。

（汪国建）

7."最美医生"——周南

名言

> 可能刚开始你只是一根微弱的火柴，但可以通过自己的燃烧照亮更多的人。
>
> ——周南

案例

周南，1982 年 12 月出生于浙江宁波。周南高考时数学满分，自学掌握了多门语言，是名副其实的"学霸"。她执意学医，报考了北京协和医学院。从协和医学院博士毕业后，周南出乎许多人意料，选择了西藏自治区人民医院作为职业的起点。在周南的努力下，2014 年，西藏首个风湿免疫血液专科建成，填补了西藏风湿免疫病治疗的空白。她扎根西藏行医 10 年，被中央文明办、国家卫生和计划生育委员会评为"中国好医生"，也曾获央视"全国最美医生"称号。2019 年 8 月 2 日，周南在四川苍溪县遭遇车祸不幸去世，年仅 37 岁。

出生于经济发达的浙江，就读于首都北京，博士毕业后却选择了去西藏工作，是什么让周南做出了这样的决定？ 2007 年，爱旅游的周南来到西藏。在这一趟旅途中，周南发现，在西藏的一些偏远地区还没有医生。"那一次旅行，我坚定了毕业后去西藏的决心。"在西藏阿里地区南部，我国与印度、尼泊尔交界的普兰县科迦村，周南和当地村民聊天时得知，村里一位大爷患有肺炎，生命垂危，不知如何用药。她了解情况后给老大爷做了诊断，并在当地药店买到对症药，让老大爷转危为安。当时，周南颇得导师、国内著名肺癌研究专家李龙芸教授的青睐。李龙芸得知周南的决定后，曾极力反对。"如果不是亲眼看到，不敢相信西藏很多地方医疗条件那么差，肺炎、胃肠炎就可能让当地老百姓失去生命。"周南跟导师解释，"北京有 50 多家三甲医院，多一个医生少一个医生差别不大，但在西藏，很多生命会因为我的存在得到挽救。"

2009 年毕业后，27 岁的周南辞别北京，赴西藏自治区人民医院工作，成为一名内科医生。她住的房子就在医院的院子里，紧邻布达拉宫。因为朝南，屋子里整天都是阳光灿烂的，冬天没有暖气也很暖和。刚去拉萨时，周南眼中的每一天都是明媚的。在一封给导师的邮件里，她诉说着兴奋与满意："这里吸引我的地方太多了，不论是生活上的舒适，还是事业上的发展，还是藏族同胞的纯朴……藏民对医生非常非常的尊重，几乎从没有发生过医疗纠纷，很多在这边工作的老医生也十分喜欢这里。"

刚进藏的日子里高原反应严重，周南硬是挺了过来。每天，她都会去病房查房，"如果一天不去查看，患者的病被耽误了怎么办？"她从死神手里抢回了许多狼疮脑病、血管炎危重症患者的生命，年接诊住院患者千余人、门诊患者数千人，实现了"零差错""零投诉"。她的身影还常常出现在那曲、当雄、山南等许多偏远地区牧民的帐篷里。那曲一名患有白血病的16岁男孩经周南治疗后，病情得到缓解。孩子父亲不会说汉语，提来一大袋草原黄金菇，一直追到了周南家门口，非要送给她。日喀则一个24岁小伙患血栓性血小板减少性紫癜，病情危重昏迷一周后，被周南从鬼门关拽了回来。得知周南被评为"全国最美医生"时，小伙子发了条朋友圈："所有的感谢无以言表，今天她获奖了，实至名归！"

2014年，通过周南的努力，一个设施完备、诊疗技术齐全的风湿免疫血液科在西藏建成，填补了西藏对风湿免疫病的治疗空白。"以前我是个特别低调的人，但在创建风湿免疫血液专科时我感到，为了更多的患者，我要站出来。"周南说，这个病发病率特别高，60岁以上50%的人都容易得。她还特意每年举办一次论坛，这不仅是为了让其他医生了解这个病，也是希望老百姓知道西藏有专门治疗风湿病的科室。

2016年，作为全国住院医师规范化培训基地的西藏自治区人民医院，接受全国教学查房的检查，周南作为住院医师规范化培训的带教老师被要求进行教学查房示范。"讲完之后，中国医师协会的检查老师跟我们说，没想到能在西藏看到如此规范的教学查房。"这让周南和团队非常高兴："我把在协和受过的训练都教给了医院里的医生，我按照协和标准要求自己，也按照协和标准要求我们科室。"

延伸

2018年，周南曾获得由当时的国家卫生和计划生育委员会评选的"中国最美医生"称号。周南的导师、协和医院知名医生张奉春在颁奖现场表示："周南能够自己毕业以后选择去西藏，其实当时令我们非常震惊也非常感动，特别是她到了西藏选择治疗风湿免疫病，这个病过去在西藏是一个空白，她去了以后填补了这个空白，现在可以说绝大多数西藏地区的风湿免疫病患者可以不出西藏就能够得到诊治。所以，我愿意给她更大的支持，只要需要，我竭尽全力。"

2018年7月，周南在演讲中对协和医学院的毕业生们说："当医生，我们所从事的这个职业，是非常有成就感的，医生可以在患者最绝望、最无助的时候给予他们最直接的帮助。在未来的职业生涯中，一定要有底气、有自信，以我们的职业为荣。"她说自己工作9年，工作还算顺利，得益于三个习惯：自律、勇敢和谦卑。这些习惯可以帮助大家做成一些事。"但只会做事，是远远不够的，还要考虑到做事的出发点。""在西藏，人们最重视的一个品质就是善良，所谓的善良就是你做事的出发点，不只是考虑自己，而是考虑更多的人，你做事的出发点是为了帮助更多的人，所以善良是一个特别重要的品质。"周南说，"我知道现在的年轻人生存压力很大，有很多现实问题要考虑，但是想一下，人生其实很短暂，只有这么短短几十年，所以不要轻易地向现实妥协，做一个让你自己骄傲，对这个世界有益的人，其实是更好的。"

（汪国建）

8. A 型血还是 B 型血

名言

应当细心地观察，为的是理解；应当努力地理解，为的是行动。

——（法）罗曼·罗兰

案例

故事发生在青岛某医院，医院收治了一个车祸男性患者，患者姓鲁，72 岁，入院时血红蛋白（Hb）含量只有 70g/L，需要紧急输血。经检验得知鲁老汉的血型是 B 型，护士从血库领了 600 毫升 B 型血，输注后老人精神好了很多。两天后复查血常规，发现血红蛋白仍只有 80g/L，于是决定再申请 600 毫升血。结果意想不到的事情发生了，血库反馈这个血型有问题，第一次查的是 B 型血，而这次反复查验血型的结果都是 A 型，但是不敢确定，因为之前患者输入了 600 毫升 B 型血而安然无恙。如果真是把 B 型血误输给 A 型血的人，患者当时就会出现严重的输血反应，导致急性溶血、血红蛋白降低、急性肾衰甚至死亡，所以临床推测这是患者本身的原因。

为了弄清鲁老汉的血型，医院采集了鲁老汉的唾液样本，和前两次的血样一同送往市中心血站。市中心血站经过检测，最终得出结论是 AB 亚型。AB 亚型是 AB 血型的一种，但是这种血型的 A 抗原和 B 抗原的表达均存在问题，加上医院的检测手段比较简单，所以只检查出了 A 型或者 B 型。只有 A、B 两种抗原的表达都正常且都比较强时才能被同时检测出来，也就是 AB 血型。AB 血型及其亚型体内都没有抗 A 和抗 B 抗体，在接受其他血型血输入时不易发生凝集，所以鲁老汉输入 600 毫升的 B 型血后没有出现异常。医院采集唾液样本的目的是辅助鉴定血型。因为血型物质除存在于红细胞以外，还可以存在于其他体液，又以唾液的含量最为丰富。鲁老汉的血型最终检测结果是 AB 亚型。

然而，鲁老汉一家人不相信这个结果，而且还拒绝承认这个结论。原来在鲁老汉急需输血的时候，为了能够救命，鲁老汉的老伴其四个子女都做了血型检验。妻子和两个女儿是 O 型，两个儿子是 A 型。疑问就出在这里，按照遗传定律，父亲是 AB 型血，母亲是 O 型血，那么子女的血型只可能有两种：A 型或 B 型，O 型血是不会出现的。而现在两个女儿，包括智力低下的大女儿和正常的小女儿都是 O 型血。难道老人含辛茹苦抚养长大的孩子，竟然不是自己的亲生女儿吗？如果是亲生女儿，那么这份报告又该如何解释呢？

医院专家做了耐心解释，通常情况一个人的血型是终生不变的，因为基因是不会变的，但是也有例外，人体内在的因素、基因突变、外界的疾病和用药等都可以引起相应的变化。对于血型为什么会变化，目前还没有找到唯一的答案，因为这种现象太偶然了，现有的个例也无法重复实验。鲁老汉的这一变化在医学上叫作获得性 B，发生于 A 型人，表现为患者红细胞有 B 抗原，血清中存在抗 B 抗体，该抗体不与自身细胞反应，分泌物（唾液等）中有 A 物质。获得性 B 一般出现于肠道细菌感染者或者肿瘤患者，多为一过性，会随病程而改变。医生的耐心细致、温和友善还有专业诊断，彻底消除了鲁老汉一家人的困惑。按照遗传学定律，父亲是 A 型血，母亲是 O 型血，子女可能是 A 型，也可能是 O 型。鲁老汉的两个儿子是 A 型，两个女儿是 O 型，完全正常，一家人感谢了医生，高高兴兴地出院了。

延伸

从鲁老汉的血型检测这个案例中，我们看到了医务工作者在临床一线"待病人如亲人、处处为病人着想"、专业友善的精神品德。友善是医务工作者也是全体公民的优秀个人品质，有助于维护健康的社会秩序、构建和谐的人际关系、营造良好的社会氛围。无论身处哪个阶层、从事哪个行业，友善都是公民应当积极倡导的、基础性的价值理念和道德品质。

输血医学经历了从蒙昧到科学的艰难发展历程，普通百姓对输血的知识懂得较少、获得的途径有限，现实生活中会有认识偏差。作为医学工作者要有耐心、有爱心，积极倾听患者的诉求，耐心和患者解释沟通，引导患者做好疾病诊查的配合工作。践行社会主义友善价值观，构建一个和谐的医患关系，对患者多点热心、多点耐心、多点考虑，是最容易做到、也更加符合大众对"德技双馨"好医生的期待的。

在这个案例中，我们还看到了医学工作者忠于事实、诚信钻研的科学精神。临床输血是疾病救治过程中相当重要的环节，任何差错都可能导致医疗事故或者病人死亡。本案例中，两次验血的结果不一致，虽然第一次输血没有造成严重后果，但是血库工作人员还是坚持自己的实验结果并且提出质疑，这种诚信务实、严谨细致、敢于质疑的工作态度，最终保证了检测结果的正确性，确保了患者的生命安全。

（张婷）